写给父母的
儿童
营养课

李靓莉 ◎ 著

U0219709

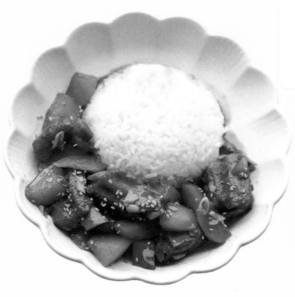

中国轻工业出版社

图书在版编目（CIP）数据

写给父母的儿童营养课 / 李靓莉著. — 北京：中国
轻工业出版社，2023.9
ISBN 978-7-5184-4361-1

Ⅰ.①写… Ⅱ.①李… Ⅲ.①儿童—营养学 Ⅳ.
①R153.2

中国国家版本馆CIP数据核字（2023）第097738号

责任编辑：赵　洁　　责任终审：高惠京　　整体设计：锋尚设计
策划编辑：付　佳　　责任校对：晋　洁　　责任监印：张京华

出版发行：中国轻工业出版社（北京东长安街6号，邮编：100740）
印　　刷：北京博海升彩色印刷有限公司
经　　销：各地新华书店
版　　次：2023年9月第1版第1次印刷
开　　本：710×1000　1/16　印张：16.5
字　　数：200千字
书　　号：ISBN 978-7-5184-4361-1　定价：59.80元
邮购电话：010-65241695
发行电话：010-85119835　传真：85113293
网　　址：http://www.chlip.com.cn
Email：club@chlip.com.cn
如发现图书残缺请与我社邮购联系调换
220647S3X101ZBW

　　不论什么年代，父母总是会在力所能及范围内给孩子最好的，有好吃好喝的也总是第一时间想到孩子。

　　在物资没有这么丰富的年代，一些西方饮食传入国内，很多父母认为那就是"好的"，于是给孩子喝牛奶、吃炸鸡汉堡；后来听说"吃鱼聪明""吃核桃补脑"，就让孩子多吃鱼、多吃核桃，希望孩子更聪明；又听说水果有营养，就一个劲儿地买各种水果。

　　很多看似不合理行为或是相信谣言的背后，其实都是父母对孩子爱的体现。

　　到底怎么吃才有营养，是真的对孩子好呢？其实，最有效的方法是从自身做起，养成良好的饮食习惯。因为孩子会把父母的行为举止全看在眼里，不加好坏地模仿，久而久之，就形成了习惯。

　　父母自己喜欢吃垃圾食品，不爱吃蔬菜，就别指望孩子爱吃蔬菜；父母自己不爱喝水，整天可乐雪碧不离手，就别期待孩子爱喝白开水；父母自己对食物很挑剔，就别抱怨孩子挑食偏食。

　　想要让孩子吃得营养，搭配健康又合理，最简单的方法就是从自己好好吃饭开始。学习一些基础的营养学知识，父母就是孩子最好的营养师。

很多父母可能会问，我什么都不懂，想要学习营养学从何入手呢？

给你几个方向！

了解一些营养素的基础知识，知道常见食品包装上、广告里的那些词到底是什么意思，比如蛋白质、脂肪、维生素、膳食纤维，它们都有什么作用。

了解不同年龄的孩子需要什么营养、每天要吃多少，比如应该补充什么营养素，哪些食物要少吃，学习压力大时应该怎么吃，等等。

了解一些育儿中最常被讨论的话题：怎么吃能让孩子长高？哪些零食相对更健康？胖孩子的饮食应该注意什么？孩子容易过敏，应该怎么办？当然，孩子在一些常见疾病状态下怎么吃，父母也应该有所了解。

除此之外，就是各种具体的食谱。变着花样制作各种食物，对孩子不喜欢吃的食物进行同类食材替换，让孩子可以开心快乐健康地享受每一顿饭！

从今天开始，让这本书陪你和孩子开启健康饮食的第一步吧！

我把生活中经常遇到的营养问题，父母应该了解的营养知识，不同年龄孩子的营养需求都总结在了这本书里。希望正在看书的你，在了解这些营养学基础知识之后，对孩子的饮食安排更得心应手。同时能识别一些常见的饮食和营养谣言，正确处理食物和健康的关系。

愿每个父母都能成为孩子的营养师，与孩子一起，更好地享受食物，享受健康生活！

李靓莉

目录 | Contents

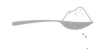
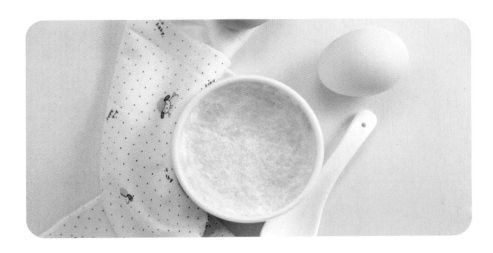

Part 2

0~3岁宝宝的喂养

Part **3**

3 ~ 6岁宝宝的喂养

Part 4

小小少年快成长：6~18岁的营养核心

Part **7**

过
敏
体
质
的
宝
宝
怎
么
吃

Part **10**

可能是缺乏营养 注意！这些症状和行为

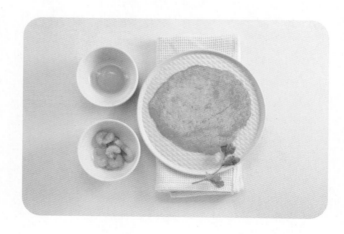

Part 11

生病期间的护理和喂养原则

Part 12

好父母养成记——弄懂这些育儿困惑

孩子的营养从哪里来

Part 一

1 食物多样化，
培养健康的饮食习惯

食物多样化，指的是一天中食物种类全、品样多，这是平衡膳食的基础。我们推荐每天摄入的食物品种达到12种以上，每周达到25种以上（烹调油和调味品不计算在内）。合理搭配的饮食，能保证营养摄入均衡，对人身体发育和认知、免疫系统等至关重要。

一日三餐的分配

早餐	3~5种
午餐	4~6种
晚餐	4~5种
零食/加餐	1~2种

热量来源

碳水化合物	50%~65%（谷薯类）
蛋白质	10%~15%（畜禽肉、鱼、大豆）
脂肪	20%~30%（植物油、动物油）

○ 健康饮食公式："3432"

良好的膳食模式是保障营养充足的条件。我们需要的食物包括五大类：谷薯类、蔬果类、肉蛋鱼、奶豆坚果、油脂及盐。除了油脂及盐，我总结了一个非常好记的健康饮食公式："3432"。这里的数字分别对应不同类别食物每天要吃的份数，对2岁以上的孩子及成人，都可以参照这个公式。具体如下：

谷薯类	+	蔬果类	+	肉蛋鱼	+	奶豆坚果
3		4		3		2

不同食物中所含人体必需的营养素不同，所以需要多种食物组成"平衡膳食模式"。满足"3432"食物多样化，也是构成平衡膳食的基础，可以提高人体免疫力，降低心血管疾病、高血压、2型糖尿病、结直肠癌、乳腺癌的发病风险。

平衡膳食：五大类食物均衡搭配

除油脂和盐外，我们来看看，每天要吃到的五大类食物，都有哪些特点，以及常见来源。

谷薯类 重要的热量来源，维持大脑和身体运行，是生长发育过程中不可或缺的重要食物。一日三餐都要有。

来源：谷薯类、部分淀粉含量高的根茎类蔬菜。

举例：面条、米饭、发糕、馒头、包子、小米、藜麦、红薯、紫薯、土豆、荸荠、山药、芋头、莲藕等。

蔬果类 维持身体健康，富含维生素、矿物质、膳食纤维。颜色较深的绿色蔬菜、橙黄色水果营养价值更高。另外，菌菇、海藻、水果要经常换种类吃。

蔬菜

来源：叶菜类、茄果类、菌藻类、嫩豆类等。

举例：大白菜、油菜、生菜、苋菜，番茄、茄子、秋葵、西葫芦、冬瓜、黄瓜，金针菇、香菇、蘑菇、木耳、海带、紫菜，豇豆、蚕豆、荷兰豆、四季豆、豌豆等。

水果

来源：仁果类、核果类、柑橘类、浆果类、瓜果类等。

举例：苹果、梨，桃、樱桃，橘子、橙子、柚子，葡萄、草莓、蓝莓、无花果、猕猴桃，西瓜、菠萝等。

肉蛋鱼 补充优质蛋白、B族维生素、铁、锌等，构成肌肉、血液等，强壮身体。此外，鱼类含有丰富的多不饱和脂肪酸和脂溶性维生素。

来源：畜禽肉类、蛋类、水产类。

举例：猪肉、牛肉、羊肉、鸡肉、鸭肉、鸽肉，鸡蛋、鸭蛋、鹌鹑蛋，三文鱼、鳕鱼、巴沙鱼、鲈鱼、带鱼、虾、扇贝等。

奶豆坚果 提供丰富的钙和蛋白质，每天都要吃。

来源：奶及奶制品、大豆及其制品、坚果等。

举例：母乳、牛奶、酸奶、配方奶、奶酪，黄豆、黑豆、豆腐干、豆腐、腐竹，黑芝麻、核桃、花生等。

注意：3岁前不建议给孩子尝试整颗的坚果，因为有较大的窒息风险。即使3岁后也应该在家长的看护下，避免在跑跳、运动的时候吃坚果。可以将黑芝麻、核桃打成粉，加在宝宝的辅食或三餐里，既可增加香味，也可增加不饱和脂肪酸摄入。

如何做到食物多样化

1. 小分量、多种类

可以用小份、小碗的形式，让孩子吃到品种更多、营养素更丰富的食物。同时，也鼓励全家人一起吃饭，有利于吃到更多种类的食物。

2. 同类食物常变换

孩子不吃的常常是某一种具体的食物，比如不喜欢吃青菜、胡萝卜或是牛肉，可以试着在同类型的食物中做替换，保证这一大类食物的营养摄入。

比如主食可以在米饭、面条、小米粥、馒头、馄饨、饺子里互换，也可以加红薯、紫薯、土豆。不喜欢牛肉的，可以试试用猪肉、羊肉、禽肉互换，也可以用鱼、虾、蟹、贝类做替换。绿绿的菠菜、小白菜，可以与其他彩色的蔬菜互换，比如胡萝卜、紫甘蓝等。牛奶也可以与酸奶、奶酪等互换。避免食物品种单一，尽量丰富一日三餐的种类，注重不同颜色的搭配。

3. 不同食物巧搭配

做好食物之间的搭配，也可以增加营养。

粗细搭配 细粮经过深加工，口感虽好，但会损失较多的B族维生素和膳食纤维；而粗粮没有经过深加工，虽然口感不如细粮，但大部分营养成分都被保留。做主食时可以尝试将粗细杂粮混合搭配，比如二米饭（大米和小米）、红豆饭（大米和红豆）、红薯饭（大米和红薯）、燕麦饭（大米和燕麦）、八宝粥（杂粮杂豆），增加食物摄入种类。

荤素搭配 动物性食物提供丰富的优质蛋白、脂肪、矿物质，植物性食物提供维生素、矿物质、膳食纤维和水分，相互搭配可以让一餐的营养更均衡。比如芦笋虾仁木耳炒饭、胡萝卜牛肉砂锅等。

深浅搭配 好看吸引人的食物会增加孩子进食的兴趣，激发食欲。从营养价值上来说，不同颜色的食物也能提供不一样的营养。所以可以将不同颜色的食物搭配在一起，好吃又好看，比如荷兰豆炒鱼片、胡萝卜玉米炖豆腐、香菇鸡肉面等。

2 身体不可或缺的营养素

人体需要的营养素很多，包括碳水化合物、脂类、蛋白质、维生素、矿物质、水和膳食纤维7大类。碳水化合物、脂类和蛋白质在日常饮食中的占比较大，被称为"宏量营养素"，也叫作"三大产能营养素"；矿物质和维生素需要量比较少，叫作"微量营养素"。

三大产能营养素提供的热量有所差别，1克碳水化合物和蛋白质都可以提供4千卡的热量，1克脂肪可以提供9千卡的热量。

碳水化合物——身体的燃料

碳水化合物是身体的主要能量来源，每天身体需要的热量有50%～65%由碳水化合物提供。

人们的生长发育、体力活动、工作学习等都需要碳水化合物，特别是大脑，主要利用碳水化合物供能。一旦血糖下降，就会感觉到头晕、没力气、无法集中注意力，反应变慢等，严重的还会出现眼前发黑、出冷汗等情况，甚至导致昏迷。

除了直接供能以外，碳水化合物还可以以糖原形式储存于肝脏和肌肉中。当人体血糖消耗完后，可以通过分解糖原来补充能量。碳水化合物摄入充足，也可以节约蛋白质的消耗，减少脂肪过度分解时产生的不完全代谢产物酮体的堆积。

碳水化合物的主要食物来源有谷类、薯类、奶制品和水果。对婴幼儿来说，母乳或配方奶中的乳糖是其主要碳水化合物来源，可以提供热量，对促进大脑发育、营养素的吸收非常重要。

近年来，随着营养学科的发展，人们对碳水化合物生理功能的认识已经从"提供热量"扩展到了"对慢性病的预防"，比如调节血糖和肠道菌群等。

蛋白质——生命之基

蛋白质是生命活动中最重要的物质。说起蛋白质，很多人第一反应就是肉，新鲜的鱼虾、美味的鸡蛋、烤鸡、烤鱼、牛排等都是蛋白质的来源。

蛋白质是人体最重要的组成成分，我们的肌肉、皮肤、内脏、头发、指甲等都离不开它。所有生命的产生、存在和消亡都与蛋白质有关，比如消化食物的各种酶、促进身体长高的各种激素、抵抗病毒的抗体等都离不开蛋白质。蛋白质是生命的物质基础，没有蛋白质，就没有生命。

当我们吃进去含有蛋白质的食物后，身体会将其分解成氨基酸。氨基酸是组成蛋白质的基本单位，其中有8种只能从食物中摄取而无法自身合成的氨基酸（婴幼儿9种），叫作必需氨基酸。氨基酸合成蛋白质的过程，就好比搭积木，不同的氨基酸搭在一起组成了结构和功能不同的蛋白质。

和碳水化合物相比，蛋白质的主要作用是帮助生长发育，一般占每天热量摄入的15%左右。肉、蛋、奶等动物食物中的蛋白质属于优质蛋白，它们包含所有必需氨基酸的种类，而且数量充足、比例适当。

蛋白质对孩子的生长发育非常重要，摄入不足可能会引起水肿、经常生病、长不高、营养不良等情况。所以对孩子来说，要想摄入充足的蛋白质，每天至少需要喝300克奶，吃一个鸡蛋，吃适量肉。

脂类——热量提供者

脂肪对人体非常重要，占正常体重的10%～20%，除了提供热量以外，还可以让我们的皮肤看起来弹性有光泽，保护脏器和身体。我们身上由脂肪构成的"小肉肉"，可作为身体的缓冲，有助于维持体温，保护组织、关节和脏器，还能促进脂溶性维生素吸收。很多器官中也含有脂肪，比如大脑、肝脏、肾脏等，同时脂类也是细胞膜的重要构成成分。

适量的脂肪在饮食中必不可少，但有些脂肪对身体健康并不那么友好，比如人造奶油、起酥油中的反式脂肪酸，以及来自动物性食物中的饱和脂肪，都要尽量少吃。

健康成年人每天食物中的脂肪要占摄入总热量的20%~30%，但是饱和脂肪的量应该限制在总热量的10%以下，反式脂肪酸应该在总热量的1%以下。对婴幼儿来说，充足的热量供给，特别是高能量密度的脂肪是保证生长发育所必需的。因此婴幼儿阶段的脂肪供给量要比成人高很多。1岁内脂肪摄入量要占总热量的40%左右，1~3岁为35%，4~17岁的儿童青少年与成人一致，为总热量的20%~30%。

脂肪酸是脂肪的一种重要组成部分，根据其饱和度又分为饱和脂肪酸、单不饱和脂肪酸、多不饱和脂肪酸。有些人体不能合成的脂肪酸，如亚油酸和α-亚麻酸，被称为"必需脂肪酸"。其中α-亚麻酸是DHA的前体物质，对婴幼儿大脑和视力发育至关重要。

维生素——庞大的有机物质家族

维生素对维持人体正常的生命活动非常重要，如促进骨骼发育、预防佝偻病，帮助能量代谢，促进伤口愈合和营养素吸收等，但它们的消耗量和需要量非常少。

按照是否可以溶解于水，维生素分为脂溶性维生素和水溶性维生素。除了B族维生素和维生素C，其他均是脂溶性维生素。

B族维生素

B族维生素是个大家族，包括维生素B_1、维生素B_2、维生素B_6、烟酸、泛酸、叶酸、维生素B_{12}、生物素这8种。其中很多与能量代谢有关，帮助人体消除疲劳，保持精力充沛。缺乏维生素B_1会引起脚气病，缺乏维生素B_2会引起唇炎、口角炎、脂溢性皮炎等。维生素B_{12}是含钴的维生素，胃肠道对其吸收不利会引起贫血

维生素A（视黄醇）

主要功能	保护眼睛健康，保持皮肤湿润、有弹性，维持骨骼正常生长
食物来源	动物肝脏、奶及奶制品（牛奶、酸奶、奶酪等）、蛋黄、富脂鱼（如三文鱼）、深绿色及橙黄色蔬果
注意事项	维生素A缺乏会引起眼睛暗适应能力下降，导致皮肤变粗糙、容易出现呼吸道感染，影响骨骼正常发育。长期过量摄入维生素A会中毒，但正常饮食不用担心，吃补充剂时需要特别注意

维生素D

主要功能	促进钙吸收，维持骨骼和牙齿健康生长，预防佝偻病
食物来源	动物肝脏、全脂奶、富脂海鱼（如三文鱼、沙丁鱼等）、菌藻（香菇等）
注意事项	维生素D缺乏可能引起儿童佝偻病。推荐足月健康的宝宝出生后数日起，每天补充400国际单位的维生素D。如果不常晒太阳，日常摄入很少，全家人都可以服用维生素D补充剂

维生素E

主要功能	抗氧化，延缓衰老，维持正常生育功能，保护肝脏等
食物来源	坚果（核桃、松仁、杏仁等）、植物油、豆类（黑豆、黄豆、青豆、豆腐皮等）
注意事项	维生素E缺乏可能会影响生育功能，也更容易衰老。儿童缺乏维生素E可能会影响认知功能和运动能力

维生素K

主要功能	促凝血，预防骨质增生
食物来源	绿叶菜（羽衣甘蓝、菠菜、生菜、圆白菜、小油菜等）、动物内脏（鸡肝、猪肝、鸡心等）、其他（麦麸、燕麦、大豆等）
注意事项	维生素K缺乏会引起出血。除了食物以外，肠道细菌也可以制造维生素K，不过刚出生的婴儿肠道细菌比较少，需要额外摄入

维生素C

主要功能	抗氧化，提高免疫力
食物来源	新鲜蔬果（菠菜、西蓝花、大白菜、彩椒、沙棘、鲜枣、猕猴桃、山楂等）、其他（土豆、红薯）
注意事项	维生素C缺乏会引起牙龈出血、毛细血管变脆弱，容易瘀青、骨质疏松。人体不能自己合成维生素C，需要从食物中获取

矿物质——身体必需的元素

矿物质是构成人体组织和维持正常功能非常重要的物质，过量和缺乏都可能引起一些疾病。根据它们在身体里的含量不同，分为常量元素和微量元素。

常量元素 体内含量大于体重的0.01%，有钙、镁、钾、钠、磷、硫、氯。

体内含量小于体重的0.01%，有碘、铁、锌、硒、铜、钴、铬、钼等。 **微量元素**

虽然每一种矿物质都很重要，但结合孩子的生长发育，下面这几种需要家长重点关注。

铁 铁是血液的重要组成部分。以前常听说"献血后要吃点猪肝补补血"，其实补的就是铁。铁对于婴幼儿来说特别重要，缺铁会影响智力发育，长期缺乏还会影响免疫功能，更容易生病，这些危害是后期补充也改变不了的。

母乳中的铁含量很少，宝宝出生后的前4~6个月，主要依靠在妈妈肚子里时的"囤货"。添加辅食后，需要优先添加含铁的食物，预防缺铁性贫血。

食物来源：动物肝脏（猪肝、鸡肝、鸭肝等）、动物血（猪血、鸭血、鸡血等）、红肉（羊肉、牛肉、猪瘦肉等）、水产品（蛏子、蛤蜊等）、其他（芝麻、口蘑、蛋黄、菠菜等）。

锌）我们身体的很多重要活动都需要锌的帮助，比如感受味觉、伤口愈合、生长发育等。所以如果缺锌，就会吃饭没胃口、挑食偏食、长不高、容易腹泻、伤口愈合不良等。由于锌和铁的食物来源比较相似，所以通常"不缺铁，就不缺锌"。

食物来源：动物肝脏（猪肝、鸡肝、鸭肝等）、水产品（牡蛎、扇贝、蛤蜊等）、红肉（羊肉、牛肉、猪瘦肉等）、其他（燕麦、花生、芝麻、葵花子、板栗、小麦胚粉等）。

钙）骨骼牙齿的正常生长离不开足量的钙，缺钙会导致长不高。此外，钙也参与身体很多其他活动，比如肌肉收缩、神经脉冲传递、激素分泌等。

大部分时间身体里99%的钙都存在于骨骼和牙齿中，当需要的时候它们会从骨骼里动员出来，补充身体里钙的不足。如果骨骼中的钙动员过多，骨头就容易变脆、不结实。

儿童如果钙和维生素D摄入不足会引起佝偻病的发生；成年人缺钙会增加骨质疏松和骨折的风险。每天喝牛奶是保证钙摄入最经济实惠的方式。但是补钙也不是越多越好，过量补钙可能会引起便秘。

食物来源：奶及奶制品（牛奶、酸奶、奶酪）、绿叶蔬菜（荠菜、芥菜、苋菜、油菜薹、小白菜等）、大豆及其制品（豆腐干、豆腐、黑豆、豆腐丝等）、坚果种子（黑芝麻、白芝麻、杏仁、葵花子、开心果）、水产品（丁香鱼、海米、河虾、扇贝等）。

碘）碘跟我们的智力、体格发育密切相关。孕期缺碘会导致孩子智力下降，损坏神经系统的发育。以前常见的"大脖子病"也是轻度碘缺乏引起的。碘的摄入与环境中碘含量有很大关系，碘缺乏地区需要在食物中增加碘的摄入。含碘食盐是我国居民摄入碘的重要形式之一。

食物来源：海藻类（海带、紫菜、裙带菜、海苔等）、水产品（海米、虾皮、贻贝、牡蛎、带鱼等）。

水——生命的源泉

水对人体非常重要，是任何生命都不可或缺的。没有水，就没有生命。身体体重的60%～70%都是水，新生儿和婴儿的占比更大，达到70%～80%。

如果水分摄入不足或丢失过多，就可能引起脱水。

◆ 当失水比例达到体重的 **2%～4%** 时，会引起轻度脱水，表现为口渴、尿少、学习效率降低等症状。

◆ 当失水比例达到体重的 **4%～8%** 时，为中度脱水，表现为皮肤干燥、口舌干裂、声音嘶哑、全身软弱等症状。

◆ 当失水比例超过体重的 **8%** 时，就会引起重度脱水，表现为高热、烦躁、神志不清；超过 **10%** 时，就可能危及生命。

当感觉到口渴的时候，身体其实已经缺水一段时间了，是在告诉你"赶紧喝水！现在，马上！"

我们也可以通过尿液颜色来判断身体的水分状态。水分摄入充足时，尿液的颜色是透明黄色或是浅黄色。当颜色加深，说明身体水分摄入较少，存在缺水状态。

此外，还需要特别留意一些特殊情况，比如发热、呕吐、腹泻或是大量出汗后，都需要及时补充水分。

我们通过饮水获取约 **50%** 的水分，通过食物摄入约 **40%** 的水分。不同年龄、不同性别的饮水量也有所区别。

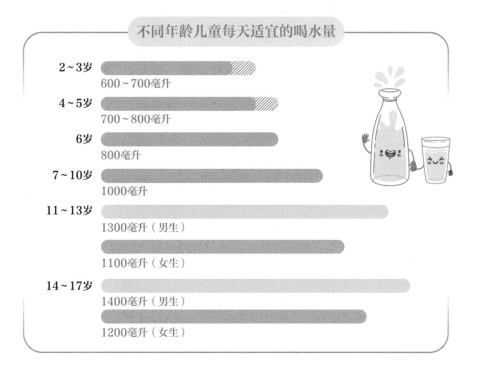

不同年龄儿童每天适宜的喝水量

2～3岁
600～700毫升

4～5岁
700～800毫升

6岁
800毫升

7～10岁
1000毫升

11～13岁
1300毫升（男生）

1100毫升（女生）

14～17岁
1400毫升（男生）

1200毫升（女生）

因此，建议每天早晚各喝一杯水，每隔1～2小时主动喝一杯水，养成喝水的好习惯。

膳食纤维——新入伙的第七类营养素

膳食纤维一般分为可溶性膳食纤维和不可溶性膳食纤维。膳食纤维虽然不能被人体消化，却可以被肠道中的微生物利用，使肠道里益生菌增加，肠道的屏障功能也会增强。除此以外，膳食纤维还可以增加饱腹感，帮助降血脂，减缓餐后血糖上升，对心血管健康有利。

中国营养学会建议，每人每天膳食纤维摄入量应该达到25克。常见的膳食纤维含量丰富的食物有全谷物、蔬菜水果、鲜豆、杂豆类和坚果。

3 教你读懂食品包装上的营养标签

生活中，太多人会被食品包装上硕大的宣传文字所吸引，比如"无糖""减脂""益生菌""高钙"，但实际上可能只是噱头而已，如果你学会看营养标签，任何夸大、虚假宣传都骗不了你。

食品外包装主要看两个部分：配料表和营养成分表。

1. 配料表

关于配料表，只要记住下面几点。

① 根据国家规定，食品标签的所有内容必须如实标注，不得以错误的、易引起误解的或欺骗性的方式描述或介绍食品。

② 食品的配料顺序，会按照原料添加量的顺序由多到少排列，含量越多越靠前。

③ 选择添加糖少的产品。除了蔗糖、白砂糖以外，果糖、葡萄糖、麦芽糖、玉米糖浆、果葡糖浆、蜂蜜、冰糖同样要注意，浓缩果汁也含有很高的糖分，选择时应该避开。当然，带"糖"的也不都是坏的，低聚果糖、低聚麦芽糖、大豆低聚糖、低聚半乳糖等都是"好糖"。

2. 营养成分表

营养成分表一共有3个竖列：项目、含量/分量和NRV%。营养成分表中的营养素有明确的国家标准，不是想写什么就写什么。关于营养成分表，要记住下面几点。

① 成分表中有强制标识的内容，还有选择标示的内容。目前根据《预包装食品营养标签通则》（GB28050-2011）规定，国家强制标识的5个营养素分别是：能量、蛋白质、碳水化合物、脂肪和钠。

② 用了氢化和（或）部分氢化油脂（比如植脂末、起酥油、食用油脂制品），必须在营养成分表中标示反式脂肪酸含量。反式脂肪酸含量为0，并不意味着真的没有，根据国家相关规定，每100克食物中反式脂肪酸的含量≤0.3克的，都可以标注0。

③ 除了上述项目外，可选择标注的有钙、膳食纤维、维生素D、维生素C等营养素。

④ 注意成分表标示的是每1份，还是每100克/100毫升，商家可能是按照不同单位来标示。

⑤ NRV%是指营养素参考值，是每份食品所含的营养素占全天应摄入量的百分比。钠的NRV%超过30%的食品，尽量少买少吃。挑选食品时，要选择饱和脂肪、糖、钠NRV%尽可能低的，而膳食纤维、钙、维生素D等NRV%高的。

知识加油站

配料表和营养成分表是我们日常选择包装食品时最常用到的。除此以外，还可以通过标注的产品类别来确定买到的到底是什么，比如买牛奶，就可以通过产品类别看买的是真牛奶，还是含乳饮料。还可以通过食品的营养声称来选择食品，比如"高钙""低脂""无糖"等。

总之，营养标签可以帮助我们快速了解包装食品的本质，避免落入商家的陷阱，是选择健康食品的鉴别神器。

4 会烹会选，教会孩子搭配自己的营养菜单

2022年4月，教育部正式印发《义务教育课程方案和课程标准（2022年版）》，将劳动课从原来的综合实践活动课程中完全独立出来，并发布《义务教育劳动课程标准（2022年版）》。从当年9月份开学起，劳动课将正式成为中小学的一门独立课程。

学习烹饪与营养，可以增加孩子对食物的接受度，培养其责任感和自信心，还能提高孩子的生活技能。让孩子参与到餐食制作中，享受高质量的亲子时光。

适合不同年龄孩子的"厨房任务"

2~3岁 2岁多的孩子已经可以轻松摆弄很多细小的物体，他们的词汇量也在飞速增长，能明白你说的大部分要求，可以试试让他们做以下事情，说不定可以成为你的得力小助手。

- 撕菜叶
- 拧开瓶盖
- 刷刷蛋液
- 搅拌混合物，如面糊、饺子馅、酸奶等
- 往碗里加入原料，比如葱花、虾皮、蔓越莓干等
- 打开食物包装
- 把垃圾扔到垃圾桶
- 揉面团，捏出不同形状

3~4岁 3岁以上孩子可以做更多的精细动作，肌肉的控制能力也逐渐提高，能学会使用更多的工具，可以让他们尝试这些事。

- 把水壶里的水倒入杯子里（两只手）
- 往面粉里加适量水，或把牛奶倒入杯子里
- 尝试用打蛋器打鸡蛋
- 用小锤子敲打肉排
- 给不烫的鸡蛋剥壳
- 剥蚕豆、剥毛豆
- 摆放碗筷
- 把面团搓成固定的形状（如圆形）
- 用儿童小刀切香蕉、面团等

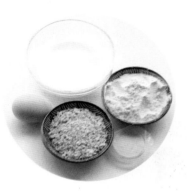

知识加油站

① 给孩子准备小围裙、小帽子、小模具等。

② 孩子很容易把水或液体洒到外面，不要急着纠正或指责，也不要替孩子完成。试着先鼓励帮助，再慢慢放手让他们自己完成。

③ 学龄前孩子的好奇心和学习意愿很强，但也很容易分心。试着将任务拆分成具体的步骤。比如，"舀3勺面粉，加2勺牛奶，打1个鸡蛋，然后搅拌均匀"，就比"放入面粉、牛奶、鸡蛋，搅拌均匀"听上去要清晰、易执行。

④ 一定要注意厨房安全！

0~3岁宝宝的喂养

Part 2

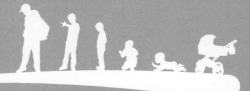

1 0~1岁宝宝易缺乏的营养素及喂养原则

0~1岁是宝宝生长发育的关键时期，这个阶段的营养摄入会对以后的健康产生重要影响。因此，营养素的补充和摄入特别重要。下面这6种关键营养素，宝宝真的吃够了吗？

0~1岁宝宝最容易缺乏的营养素

钙

钙是人体常量元素之一，参与和维持多种生理功能。体内99%的钙存在于骨骼和牙齿中。仅依靠骨密度结果，不能判断孩子是否缺钙。

要吃多少

0~6月龄：200毫克。保证母乳量即可。

7~12月龄：250毫克。每天600毫升奶，辅食中添加高钙食物。

1~3岁：600毫克。每天500毫升奶，继续吃高钙食物。

代表食物

牛奶、酸奶、老豆腐、豆腐干、荠菜、油菜、芥蓝、鱼虾、黑芝麻等。

锌

锌在维持免疫系统等方面有重要作用。缺锌可能会导致味觉障碍、偏食、厌食、异食、生长发育不良、精神发育迟缓等。在健康状态下，能保证动物性食物的摄入，一般不需要额外补锌。

要吃多少

0~6月龄：2.0毫克。保证母乳量即可。

7~12月龄：3.5毫克。每天600毫升奶，1个鸡蛋（含蛋黄），50克肉禽鱼类。

1 ~ 3 岁：4.0 毫克。在之前饮食基础上，可加入海产品和坚果等富锌食物。

代表食物

牡蛎、蛏子、扇贝、猪肝、牛肉、猪肉、蛋黄、口蘑、松仁、小麦胚芽、黑豆、花生酱。

铁

婴儿时期缺铁，会对宝宝的神经发育造成不可逆的损伤，损害认知功能，后期即使补铁也很难恢复。长期缺铁，也会导致宝宝免疫力下降。

要吃多少

0 ~ 6 月龄：0.3 毫克。主要是胎儿期在体内的积累。

7 ~ 12 月龄：10 毫克。母乳含铁量极低，添加辅食后一定要加入高铁食物。

1 ~ 3 岁：9 毫克。维持之前饮食原则。

代表食物

铁强化米粉、牛肉、猪肉、羊肉、猪肝、鸡肝、鸡血、鸭血等。

维生素A

维生素A与视觉功能发育相关。维生素A缺乏，除了影响视觉功能外，还会影响皮肤、免疫功能，并可能增加某些感染性疾病的患病率和死亡率。

要吃多少

0 ~ 6 月龄：0.3 毫克。母乳妈妈营养充足的情况下，宝宝可以通过母乳获得足够的维生素 A；非母乳喂养的宝宝可以通过配方奶满足。

7 ~ 12 月龄：0.35 毫克。保证奶量，妈妈多吃富含维生素 A 的动物性食物和富含胡萝卜素的橙黄色、深绿色蔬果。

1 ~ 3 岁：0.31 毫克。维持之前的饮食原则。

代表食物

动物内脏、蛋黄、鱼油、奶油、胡萝卜、红薯、菠菜、西蓝花、南瓜等。

维生素D 维生素D是脂溶性维生素，能促进钙、磷吸收。缺乏维生素D，容易造成佝偻病。

要吃多少

0 ~ 12 月龄：400IU（国际单位）。出生数日起，每天补充400IU 维生素 D 补充剂。

1 ~ 3 岁：400IU。继续服用维生素 D 补充剂，每天 400IU。

代表食物

维生素 D 的天然食物来源比较少，常见的有香菇、奶酪、沙丁鱼罐头、鸡蛋等，正常膳食很难满足宝宝对维生素 D 的需求。

DHA DHA被称为"脑黄金"，是一种重要的不饱和脂肪酸。尤其是3岁前，DHA对宝宝的大脑和视觉发育至关重要，主要存在于海洋生物、真菌和藻类中。

要吃多少

0 ~ 3 岁：100 毫克。母乳是宝宝 DHA 最主要的来源。非母乳喂养的宝宝可以选择含有 DHA 的配方奶，DHA 含量占总脂肪酸的 0.2% ~ 0.5%，喝够奶量不需要额外补充。在添加辅食后除了保证奶量以外，每天保证一个鸡蛋，多吃 DHA 丰富的鱼虾类。

代表食物

三文鱼、秋刀鱼、沙丁鱼、鳟鱼、比目鱼、鲈鱼、鳕鱼、虾、蛤蜊、扇贝、蛋黄、亚麻子、核桃、亚麻子油等。

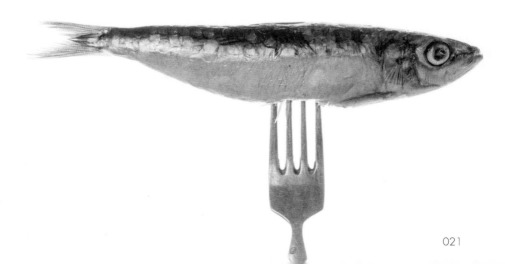

不同月龄宝宝的喂养原则

6 月龄 保证富铁食物，观察过敏情况

4~6月龄宝宝体内铁储备逐渐减少，满6月龄后需要尽快从辅食中获得铁，预防缺铁性贫血的发生。同时，新食材每次只添加一种，每种尝试2~3天，观察是否有呕吐、腹泻、湿疹等情况。

7 月龄 增加进食量，丰富食物种类

7月龄宝宝的辅食逐渐增加，可以单独成为一餐，每天2~3次辅食。同时可以多尝试不同口味和质地的食材，增加其以后对各种食材的接受度。

8 月龄 调整食物性状，感知饥饱信号

随着宝宝月龄增加，辅食性状应增稠增粗，锻炼宝宝的咀嚼和吞咽能力。同时，父母也要及时感知宝宝的饥饱信号，提供或终止喂养。要充分尊重宝宝的意愿，千万不要强迫喂养。

9 月龄 保证营养密度，引入手指食物

宝宝的辅食应该富有营养，能提供一定热量，富含优质蛋白、铁、锌、钙、维生素A等营养素。千万不要给宝宝太稀的食物。这个阶段可以给宝宝准备一些方便用手抓捏的食物，鼓励他们自己拿着吃，如香蕉块、煮熟的土豆、火龙果块等。

10 月龄　丰富辅食菜单，增加食物稠度

这个阶段的宝宝已经吃过多种食物了，可以继续扩大菜单的范围，多尝试不同的蔬菜和水果。辅食质地也可以进一步加粗、加厚，带有一定的小颗粒，每餐都提供一些小块状的食物让宝宝自己抓着吃。

11~12 月龄　调整进餐时间，餐餐均衡搭配

接近12月龄的宝宝可以将吃辅食的时间调整到与家人吃饭时间相近，让宝宝更有参与感。同时保证每餐有菜有肉有饭，比如1种主食、1~2种蔬菜、1种肉类（包括鱼虾）。1岁以内还是应该以母乳或配方奶为主，可以少量尝试无糖酸奶或牛奶。

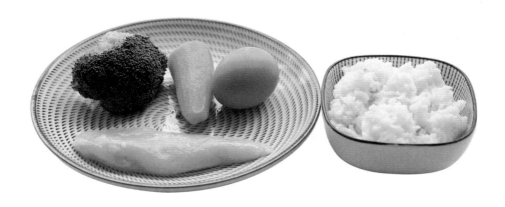

13~24 月龄　学习使用勺子，丰富奶制品形式

1岁后宝宝的食物可以适当添加一些调味品，但仍以清淡为主。同时可以试着鼓励宝宝用小勺自己吃饭。虽然大部分时候都会掉落，但请家长千万要保持耐心。满1岁以后，普通鲜奶、牛奶、酸奶、奶酪等各种奶制品都可以选择。

2 这些营养素补充剂的坑，爸妈要避开

中国家长对"补"有着迷之热爱，总想给孩子吃点补充剂补充营养。接下来就谈谈常见的3种补充剂——DHA补充剂、钙片、补铁剂到底该如何选择？

DHA补充剂

如果饮食中摄入DHA不足，可以选择补充剂。DHA补充剂主要分为鱼油来源和藻油来源。

这两种DHA补充剂虽然都能补充DHA，但鱼油中除了DHA，还含有部分EPA（人体必需的另一种多不饱和脂肪酸）。EPA的主要作用是促进体内饱和脂肪酸代谢，降低血液黏稠度，增进血液循环，从而预防心血管疾病。婴幼儿、孕妇、乳母等群体更适合以DHA为主、含少量EPA的产品。所以EPA低于DHA的鱼油产品或是几乎不含EPA的藻油更适合婴幼儿。另外，鱼油可能有鱼腥味，而藻油只有微藻独特的气味，更适合口味敏感的人群。

4岁以内的孩子DHA的适宜摄入量都是100毫克，所以选择单位剂量或是最小剂量是100毫克的DHA补充剂更合适。

钙片

当孩子钙摄入不足时，可以选择钙片进行补充。常见的钙片类型分为无机钙和有机钙。

无机钙

无机钙的价格相对便宜，吸收需要胃酸帮助，对胃肠道有一定的刺激性。

碳酸钙是最常见的无机钙形式，选择多、价格低，钙含量较高（约40%），市面上主流补钙产品几乎都是碳酸钙。碳酸钙服用后可能会出现一些不良反应，如嗳气、便秘等，最佳服用方式是随餐服用。碳酸钙的剂型选择比较多，最常见的是咀嚼片和冲剂。2岁以下可以选择冲剂，2岁后可以选咀嚼片。

有机钙

有机钙吸收率较高，且不容易引起胀气和消化不良，但价格稍贵。

柠檬酸钙属于有机钙，虽然含钙量较低，但吸收率高于无机钙，且不受胃酸分泌的影响，饭前饭后吃吸收率都差不多，是比较推荐的钙剂形式。

乳酸钙也是一种有机钙，目前比较常见的是冲剂形式的L-乳酸钙，但大多添加了蔗糖、葡萄糖等辅料调味，容易干扰宝宝口味，影响喝奶，不太推荐1岁以下宝宝服用。

氨基酸钙是螯合钙的一种，属于生物活性有机钙，不需要胃酸分解，直接通过小肠绒毛吸收，但价格较贵。

铁剂

当孩子因缺铁而贫血时，就需要服用铁剂，尽快改善缺铁或贫血状态。从铁的类型上来说，分为血红素铁和非血红素铁。虽然都叫铁剂，但是差别很大。补充剂大多是非血红素铁的形式，包括各种有机铁和无机铁。

血红素铁

血红素铁，也叫卟啉铁，可以直接被肠黏膜细胞吸收，不会产生任何消化道刺激症状，生物利用率高。

非血红素铁

硫酸亚铁为常见无机铁，其优点是铁含量较高、价格便宜，缺点是稳定性较差，对胃肠道刺激性比较大，容易引起腹痛、呕吐、腹泻等不良反应，而且铁锈味比较明显，宝宝接受度不太高。

乳酸亚铁、富马酸亚铁、葡萄糖酸亚铁、琥珀酸亚铁等都属于有机铁，优点是刺激性较小、吸收率高，有微弱铁锈味，宝宝接受度较好。

给宝宝服用建议优先选择有机铁形式，相对来说接受度更高、口味更好，吸收率也高。但从性价比角度来说，硫酸亚铁更好，如果宝宝对于铁锈味的适应性较好，也可以选择。

此外，选择铁剂时也要考虑剂型，宝宝太小，片剂是绝对没法吃的。冲剂和液体剂型（包括滴剂）都可以直接混入奶和辅食中，操作起来比较容易。

另外，服用铁剂的目的不同，浓度选择也略有差别。如果是预防性补充，不用浓度很高的产品。如果已患贫血，则尽量选择铁含量高、吸收率高的产品。

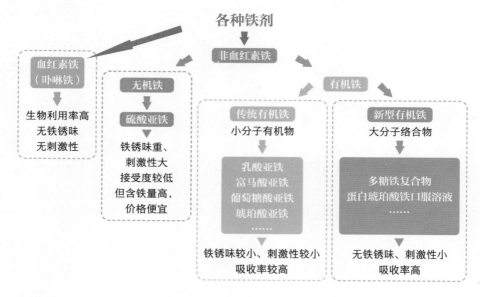

3 牢记不能给1岁内宝宝吃的食物

　　宝宝在添加辅食之后，妈妈们的重要任务之一就是丰富宝宝的餐桌。但生活中总会听到这个不能给宝宝吃、那个宝宝不能吃，新手妈妈们常常一脸蒙，到底哪些食物是1岁内的宝宝不能吃的？

　　我们来盘点一下那些所谓的"不能吃"的食物。

螃蟹

很多家长不敢给宝宝吃螃蟹，因为都说"螃蟹性寒，宝宝吃了会腹泻，引起过敏和消化不良"。

解惑：螃蟹富含优质蛋白、钙、磷等，营养丰富。宝宝吃蟹的重点是，挑选新鲜螃蟹，清洗干净后，彻底烹熟！

豆浆、豆腐

很多家长不敢给宝宝喝豆浆、吃豆腐，害怕引起宝宝过敏、结石、性早熟。

解惑：大豆及其制品营养丰富，富含钙、蛋白质、大豆异黄酮。大豆异黄酮是一种植物雌激素，但它并不会引起性早熟。只要宝宝对豆制品不过敏，可以适量摄入。

知识加油站

　　1岁内的宝宝喝豆浆要适量。因为豆浆中蛋白质和钙的含量远低于大豆本身，比不上母乳或配方奶的营养。而且豆浆比较容易产气，喝多了会引起宝宝胀气不舒服。

　　大豆中的胰蛋白酶、细胞凝集素等成分比较耐热，喝了半生不熟的豆浆很容易引起中毒。所以等锅内豆浆开始冒泡沸腾后，再转小火煮5~10分钟，这样才能彻底把豆浆里的有毒物质破坏掉。

那么哪些食物是1岁内宝宝真的不能吃的呢？

蜂蜜　　蜂蜜中可能含有肉毒梭菌芽孢，会对宝宝造成致命的威胁。

1岁以下的宝宝，肠道菌群还不成熟，肉毒梭菌芽孢在其肠道中繁殖并产生毒素的风险较大，可能导致神经痉挛或麻痹等中毒症状。肉毒梭菌怕热，100℃数分钟即可杀灭。但是肉毒梭菌芽孢耐热性较好，单纯加热很难将其破坏掉。因此，不建议1岁内的宝宝食用蜂蜜及任何含有蜂蜜的制品，比如蜂蜜燕麦片、蜂蜜饼干等。

牛奶　　牛奶中的营养成分比例和母乳差距较大，其中乳清蛋白含量很低，且脂肪、蛋白质分子大，不易被消化吸收。1岁内的宝宝胃肠功能发育还不完善，牛奶中的蛋白质容易引起过敏。如果妈妈母乳不够，应选择专为宝宝设计的配方奶而不是市售牛奶。

> **知识加油站**
>
> 　　都说"吃虾皮补钙"，看起来每100克虾皮的钙含量是牛奶的9倍多。但实际上，三口之家烧个虾皮汤放2克虾皮，钙的摄入量并不高。离开剂量谈功效，都是"耍流氓"！
>
> 　　而且普通虾皮的钠含量很高，100克含钠5057毫克，大约是12.6克盐（成人每天盐摄入量不应超过5克）。靠吃虾皮补钙，恐怕得先咸"死"！
>
> 　　给宝宝吃虾皮时，可以选择无盐虾皮。如果是普通虾皮，一定要在水里多浸泡几次，去掉盐分。

4 这些习惯，对宝宝口腔健康很重要

为了让宝宝拥有一口好牙，家长需要学习口腔健康的小知识。

出牙前后，重点关注

乳牙出齐 宝宝从6~10个月开始长牙，有早有晚，通常2岁半之前会长齐20颗乳牙。如果宝宝16个月左右还没有出牙，可以去口腔科检查一下。

在宝宝1岁左右，可以带其去医院检查牙齿，尤其是有口腔健康风险的宝宝，比如习惯喝夜奶、含奶嘴、不好好刷牙等。

涂氟 宝宝开始长牙后，可以每隔3~6个月涂一次氟化物。3岁后，有些幼儿园会根据当地政策统一免费涂氟。涂氟频率基本是一年1次。

自己刷牙 2~3岁的宝宝自主意识逐渐增强，可能会想要自己刷牙，但这个阶段还太早。4岁以上的宝宝，手眼协调性较好，可以试着让其自己刷牙。同时家长在一旁监督，直到宝宝8岁。

窝沟封闭 3岁以上，可以选择性地给宝宝做窝沟封闭。窝沟封闭就是在牙面凹下去的窝沟表面涂上薄薄一层封闭剂，可以隔绝食物残渣，防止细菌在牙齿凹坑和裂隙中定植，使牙刷可以轻松刷干净，从而达到预防龋齿的目的。

使用牙线 当宝宝有相邻牙齿长出后，就可以使用牙线了。使用牙线可以帮助去除牙菌斑，有助于预防龋齿和牙龈疾病。建议每天至少用1次牙线，刷牙前后都可以。

换牙 大部分宝宝在6岁左右开始换牙，早点晚点都是正常的。换牙时间一般是天生的，跟缺不缺钙没关系，额外补钙也不会加速换牙。

这样做有助于预防龋齿

1. 每天早晚各刷一次牙+含氟牙膏

早晚使用含氟牙膏正确地刷牙是预防龋齿最基本的方式。目前主流的刷牙方式是巴氏刷牙法，刷满2分钟。

巴氏刷牙法

1. 刷上下牙外侧面，刷毛与牙根呈45度角，刷毛指向牙根方向。

2. 以2~3颗牙为一组，短距离（约2毫米）水平颤动牙刷4~6次。

3. 使用同样刷法清洁上下牙齿内侧面。

4. 牙刷与咬合面垂直，刷牙齿咬合面。

5. 刷前牙内侧面，刷头竖放，上排牙齿向下、下排牙齿向上提拉轻刷。

6. 保证每个区域牙齿正面、内侧面以及咬合面都刷到。

2. 每天至少使用1次牙线

牙刷可以将牙齿表面的牙菌斑和食物残渣去除，却对牙间隙的牙菌斑无能为力。因此每天可以在睡前使用1次牙线，对牙间隙做一次深度清理。

3．多喝水

喝水可以增加唾液的分泌，唾液不仅可以帮助牙齿更快矿化，也可以维持口腔健康，有效减少龋齿发生。

4．吃一些粗纤维食物

现在儿童龋齿高发，和饮食过于精细有关。精细的食物对于咀嚼要求很低，无法通过牙齿和食物的充分摩擦达到去除牙菌斑的目的。因此每天可以吃一些粗纤维的食物，比如粗粮、杂豆、韭菜、西蓝花等。

5．喝牛奶

牛奶中富含钙和磷，对于换牙期的孩子来说，这两种营养素很重要。不过睡前喝牛奶后，要记得漱口、刷牙，避免牛奶里的乳糖成为细菌的食物。

警惕！这些食物会增加龋齿发生率

糖　巧克力、果汁、乳酸菌饮料、奶茶、冰激凌等富含糖分的食物最容易引起龋齿。看得见的糖（巧克力、水果糖等）能不吃就不吃，看不见的糖（米饭、红薯等），在吃完后要做好口腔清洁工作，比如漱口、使用牙线或用牙缝刷剔牙。

碳酸饮料　碳酸饮料会让口腔处于酸性环境，且液体的形式会充分浸润牙齿表面和牙间隙，加速牙齿的脱矿。很多碳酸饮料含大量游离糖，可谓是"牙齿杀手"。因此喝完碳酸饮料记得多用清水漱口。平时能不喝就不喝。

酸性食物　酸性食物同样会让口腔处于酸性环境，加速牙齿的脱矿。常见的有各种酸性调味料，如醋、番茄酱；酸的水果，如菠萝、橘子、青梅、柠檬等。吃完这些食物后，要记得及时漱口。

5 宝宝便秘了，如何调整饮食

宝宝便秘是家长最关心的话题之一。不少家长对便秘存在误解，把一些正常现象都当作便秘。因此在说应对便秘的方法前，我们先来看看什么是真正的便秘。

便秘通常指的是：排便困难+大便干结。如果只是偶尔排便次数减少，但不伴随排便困难，那很可能不是便秘。

这几个时期容易便秘

1. 纯母乳喂养未加辅食

如果宝宝好几天都不排便，但是精神正常、生长发育良好，可能是因为母乳容易消化吸收，不是真的便秘，这种情况通常不需要做任何处理。

2. 开始添加辅食

不少宝宝的大便性状、排便频率在开始添加辅食后会发生改变，有时候好几天不排便。辅食中的食材对于宝宝而言是全新的尝试，因此可能会发生大便性状和排便频率的改变，这是完全正常的。此外，辅食食材搭配得不合理、奶量不够、摄入量过少等也会导致排便困难。

3. 转奶阶段

不同奶粉品牌的转奶、奶粉转成牛奶、母乳转奶粉等情况也可能会导致便秘。原因可能是宝宝对奶粉不适应，冲调比例不合适（过稀、过稠）等。

从这4方面着手，改善宝宝便便

1. 增加大便体积

有时候宝宝不想大便可能是因为便便真的不多。大便的体积对直肠的刺激不足，就不会产生便意。最简单直接的办法就是增加大便体积，如增加膳食纤维的摄入量。

辅食中添加膳食纤维，包括水果、蔬菜和全谷类。带子的水果，如猕猴桃、火龙果、草莓等都有助于促进肠道蠕动；西梅中丰富的山梨醇也是便秘的克星；燕麦、南瓜、红薯、玉米、土豆可作为孩子的主食点心；豌豆、芹菜、木耳、圆白菜等蔬菜，也是膳食纤维的来源。

2. 润滑肠道

有时候明明摄入了足够的膳食纤维，宝宝仍然便秘，可能是油脂摄入不足造成的。油脂能帮助润滑肠道，促进肠蠕动，类似汽车的机油帮助润滑发动机、自行车链条需要润滑油润滑一样。

有些宝宝荤菜吃得少，奶量不够，脂肪的摄入量就不够，导致肠道润滑不足，肠蠕动速度变缓。油脂的主要来源除了肉蛋奶之外，还有坚果粉如黑芝麻粉、核桃粉，也可以提供健康的脂肪。

辅食烹调中用到的食用油也是油脂的来源之一，如果宝宝荤菜吃得不多，可以额外增加5～10克食用油。

3. 软化大便

保证宝宝摄入充足的水分，可以在很大程度上预防并改善便秘。很多妈妈喜欢给宝宝吃一些粗杂粮的食物，如果没有及时补充水分，膳食纤维到了肠道里，吸收了肠道中的水分，反而可能加重便秘。

添加辅食前，无论何种喂养方式，保证奶量即可。添加辅食后，根据天气、活动情况，适当喝水就好。除了喝奶、喝水外，水果、蔬菜也同样是补充水分的良好来源。1岁以后，每天根据活动情况保证400～600毫升的饮水量即可。

4. 固定排便时间

孩子贪玩，有时会因为一时不舍玩乐而将便意憋回去。18～24个月时，可以慢慢培养孩子规律如厕的好习惯。要让孩子知道，每天都要便便，到时间就应该坐在小马桶上拉粑粑。养成良好的习惯可以杜绝因憋便而引起便秘。

另外，孩子上了幼儿园后，由于环境变化，不愿意使用学校厕所，或是因为时间作息改变导致孩子忍住不排便，这些都可能造成便秘。家长可以引导孩子尽快适应集体环境，或是养成在出门前排便的习惯。

> **知识加油站**
>
> 给孩子盲目补钙可能引起便秘。钙摄入过多最常见的不良反应就是便秘，因此，不要乱给孩子吃补钙剂。
>
> 引起孩子便秘的原因有很多，单从饮食上来说，可以通过增加膳食纤维、保证水分摄入、适量增加油脂调整。如果调整饮食后还不能解决，且严重影响孩子的生活，则需要及时就医。

6 为什么宝宝不好好吃饭、总含着饭不咽

不少爸妈都遇到过宝宝把食物含在嘴里迟迟不咽的情况，面对这种情况，要怎么改善呢？

宝宝喜欢含饭的5大原因

1 吃饭不专心

外界诱惑导致宝宝吃饭不专心，比如边吃饭边看电视、边吃饭边玩玩具，注意力不能集中在咀嚼和吞咽的动作上，吃饭速度自然就慢下来。

2 饭菜不合口味

1岁后的辅食不加盐没味道、饭菜水分含量少难以下咽、食材种类单一、做得不好吃等，都会影响宝宝对食物的兴趣。

3 不饿

正餐前点心吃多了，或两餐时间太接近，体力消耗不多等，都会导致宝宝因不饿而吃饭慢。

4 咀嚼能力不够

如果没有及时增加块状的食物，一直给宝宝吃比较细软的糊状或泥状食物，会让宝宝失去对食物的咀嚼能力。或者咀嚼难度突然变大，宝宝不想咀嚼、不会咀嚼也是比较常见的原因。

5 长牙或生病

如果之前吃得好好的食物突然不想吃了，大概率是宝宝要长牙了。如果遇上生病状态，宝宝身体不舒服自然吃饭的兴致不高，这时候千万不要强迫进食。

这些方法，教会孩子咀嚼食物

1. 规律作息，主动活动

对1岁后的孩子来说，每天3餐2点，固定吃饭和加餐时间很重要。同时还要保证孩子的活动量，增加体力消耗。

不同月龄的孩子日常活动有所不同，比如俯卧、爬、走、跳等都可以增加其体力消耗，也可以增强婴幼儿大运动、精细运动的能力，提高协调能力。

7~12月龄 7~12月龄的婴幼儿每天俯卧活动或爬行的时间不应少于30分钟。

13~24月龄 13~24月龄的幼儿每天活动的时间不少于3小时。

2岁以上 2岁以上的学龄前儿童，活动的形式更加丰富。2~5岁学龄前儿童每天总活动时间应达到3小时，每天户外活动至少2小时，其中中等及以上强度的身体活动累计时间不少于1小时。

2. 提供合适的食物，帮助咀嚼

根据孩子的月龄和咀嚼能力，提供适合的食物性状。

加辅食初期 加辅食初期应提供细腻的泥糊状，慢慢过渡到有颗粒的细软食物，再到蓉状、碎末状。

10月龄 10月龄左右可以接受小块状的食物，可提供合适的手指食物。

1岁后 1岁后可融入家庭的清淡饮食，接受剪小的块状食物。

孩子在尝试新的"粗"食材的过程中，可能会有"被噎住""被呛到"的经历，只要孩子安静地坐在餐椅里进食，并且干呕后对食物仍然有兴趣吃，就可以鼓励继续。

3. 专心吃饭不打扰

吃饭的时候玩玩具、看电视、看手机等都会分散孩子对食物的关注度，减弱自主进食的意愿。因此，家长应坚持在吃饭时远离电视、手机、电脑等设备，提前将玩具收起来，给孩子营造一个专心吃饭的环境。

如果孩子吃饭前正在看电视或者玩游戏，可以在开饭前10分钟左右提醒孩子"再过一会儿就要吃饭了"，让其有个心理准备，同时也预留出时间让他将手头的玩具整理好。

孩子还小，可能对时间没什么概念，家长可以多提醒几次，或是用一些可视化、可感知的方式告诉孩子时间（如沙漏、小闹钟等）。

4. 夸张示范，积极鼓励

家长可以在孩子面前多夸张示范咀嚼的动作，演得越夸张越好，声情并茂地感染宝宝。

当孩子做得比之前好时，记得及时给予鼓励和肯定，强化孩子的印象。比如，孩子拿起西蓝花主动塞到嘴巴里时，可以说"宝宝今天自己可以吃西蓝花啦，太厉害了"。

平常多提供不同类型的食物，注意均衡搭配，丰富和变化食谱，鼓励进食但不强迫。

7 宝宝只吃肉不吃菜，怎么办

不少宝宝吃饭挑食，只吃肉、不吃菜，妈妈们使出十八般武艺，最后还是以失败告终！

希望下面的内容能帮你从容应对宝宝挑食。

宝宝不喜欢蔬菜的4个真相

1. 人类基因决定的

对于远古时候的人类来说，肉类能使他们快速地获取热量，抵御饥饿，在艰苦的自然环境中生存下去。而蔬菜属于低热量食物，且口感也没有肉类好，因此他们对蔬菜没有多少好感。宝宝喜欢吃肉不喜欢吃菜，有部分原因是基因的选择。

2. 食物本身的味道不同

肉类通常富含脂肪和蛋白质，在烹调过程中，脂肪对于食物的味道起着十分重要的作用，它分解时会产生香味，使口感更好，让人垂涎三尺。另外，肉类烹饪过程中发生的美拉德反应，也会产生诱人的香味，让人食欲大开。

蔬菜从口味上不如肉类，有些甚至自带苦味。在自然界中，苦味是毒药和潜在毒性的标志。宝宝味觉灵敏，对苦味更敏感，因此对蔬菜避而远之。而且蔬菜的脂肪含量非常低，加热后没有明显的香味，无法吸引孩子。

3．后天口味培养不够

○ 孕期+哺乳期：妈妈自己偏食

在怀孕期间，孕妈妈吃进食物的味道会通过羊水让胎儿感知到。哺乳期，宝宝还可以通过乳汁感受妈妈吃的食物味道。所以，想要宝宝不偏食，妈妈首先不能偏食、挑食。

○ 辅食添加期：食物种类过于单一

在添加辅食第一年，宝宝对新食物的接受度更高，也更愿意尝试，这个时期对宝宝形成丰富的味觉体验非常重要。只要不过敏，各种食材都可以尝试。保证肉类的同时，也不要忽略蔬菜。

○ 食物恐新期

很多家长反馈，自家宝宝偏食挑食绝大多数是在2岁左右。这时候宝宝已经进入了"食物恐新期"，也就是更倾向于吃熟悉的食物，而不愿意吃新的食物。这时候的偏食挑食，本质上是对于新食物、新口味产生了焦虑和恐惧反应，表现严重的还会大哭大闹，情绪非常激动，甚至扔掉或打碎餐具。

4．限定了蔬菜的范围

蔬菜的种类非常多，但家长常买常烧的可能就这么几种，容易忽略自己不熟悉的蔬菜，尤其是水生蔬菜和食用菌类。

让宝宝爱上蔬菜的6个绝招

1．添加辅食时，多尝试蔬菜

在6个月后，给宝宝添加辅食时，可以尝试各种不易致敏的蔬菜。这个阶段宝宝对添加的辅食接受度较高，多添加蔬菜，可以事半功倍，让宝宝爱上蔬菜。

在蔬菜选择上也可以注意挑选"多彩蔬菜"，让宝宝从视觉上对蔬菜感兴趣，如胡萝卜、南瓜、菠菜、青菜、茄子等。

2．多次少量尝试，先尝试不喜欢的

当宝宝进入食物恐新期，家长需要更多的耐心和尝试，可以反复让宝宝多次少量尝试一种蔬菜，增加其熟悉度，减少恐惧感。即使宝宝不喜欢吃，也要不断尝试，每餐都要准备蔬菜。

3．家长做好榜样

宝宝具有很强的模仿能力，家长最好能在宝宝面前做示范。比如吃饭的时候，家长面对宝宝，用稍微夸张的动作，表现出吃得津津有味的样子。

另外，不要拿食物作为奖励或者惩罚。因为这是在无形之中告诉宝宝食物有好坏，比如作为奖励的甜品是"好"的，作为惩罚的蔬菜就是"不好"的，这会让宝宝偏食。

4．营造轻松愉快的就餐氛围

营造轻松愉快的就餐环境是很重要的。即使宝宝不吃蔬菜，也不要强迫，不要让他觉得吃蔬菜是一种压力。平时也要注意培养宝宝定时定点吃饭的习惯，安排好每天的正餐和零食时间，其他时间不要给他吃东西。

5．掩盖或者改善蔬菜口味

家长还可以借宝宝爱吃的食物，比如肉、鱼、虾或奶制品等，和蔬菜搭配后制作辅食。多一些尝试，多一点花样，比如蔬菜肉丸子、时蔬鸡蛋饼、胡萝卜奶酪蛋黄卷、蔬菜虾仁馄饨等，总能找到宝宝爱吃的。

6．尊重宝宝的选择

尊重宝宝的喜好，他不需要爱吃每一种蔬菜，不喜欢的食物所提供的营养都可以用喜欢的食物来替代。比如不喜欢吃胡萝卜担心缺乏胡萝卜素，吃南瓜同样可以补充。

8 如何利用天然食物做调味品

很多妈妈都知道，1岁内不应该给宝宝添加盐、糖等调味品，要保持食物天然的味道。宝宝的味蕾很敏感，即使是没有加调味品的天然食物，对他们来说也很美味！千万不要将成人的感受和体验硬套在孩子身上。

用好下面的天然"调味品"，让宝宝爱上吃饭。

- 天然咸鲜食材：海带、紫菜、虾皮、银鱼、贝类、天然奶酪、菌菇、鸡蛋等。
- 天然甜味食材：香蕉、苹果、红枣、红薯、南瓜、水果玉米、枸杞子等。
- 天然酸味食材：番茄、柠檬、菠萝、百香果、无糖酸奶等。
- 天然香味食材：香菜、罗勒、芝麻等。
- 天然去腥食材：柠檬、番茄、胡椒、洋葱、葱、姜、菠萝、山楂等。

葱姜去腥

相比料酒，葱、姜、柠檬等天然食材更适合用作给孩子的辅食去腥。比如日常煮肉汤、鱼汤时可以直接加入葱结、姜片一起慢煮。制作肉类馅料时，可以加入葱姜水，一起搅打均匀。这样不仅可以去腥，还可以增加肉类的水分含量，让口感更滑嫩。

葱姜水的制作：葱、姜、水按1∶1∶10的比例，先把葱、姜切末混合，加入开水浸泡5分钟或煮3分钟，放凉即可。

9 跟我做|一天营养快手餐

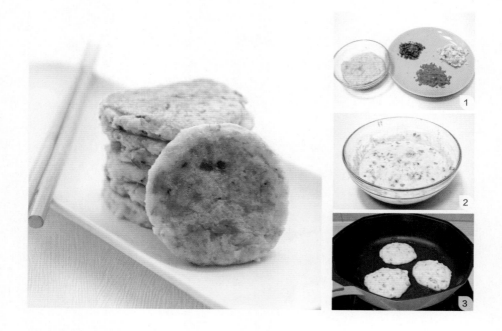

莲藕虾肉饼

食材 | 虾5只，藕50克，胡萝卜20克，芦笋1根，蛋清1个，低筋面粉100克。

步骤 | 1. 芦笋、胡萝卜洗净，煮熟，切丁备用；虾去壳取肉，煮熟剁碎；莲藕洗净，去皮，切丁，煮熟后加适量水，打成藕泥。

2. 所有食材取适量搅拌均匀，加一个蛋清，顺着一个方向搅拌均匀。

3. 捏成饼状，平底锅煎熟即可。

注：本书菜谱成品图主要为展示用，图中起装饰作用的食材，有的在具体操作中省略，不代表实际用料及用量。

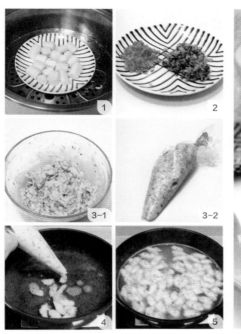

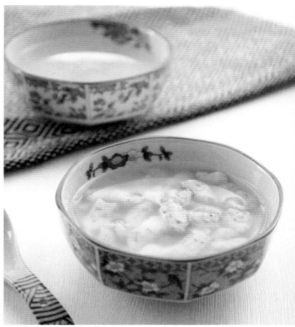

山药挤挤丸

食材 | 山药150克，胡萝卜20克，西蓝花2朵，低筋面粉30克。

步骤 | 1. 山药洗净、去皮，切小块，上锅蒸熟。

2. 西蓝花焯水30秒左右，将西蓝花、胡萝卜切碎备用。

3. 将蒸熟的山药压成泥，胡萝卜碎、西蓝花碎倒入山药泥中，加入低筋面粉搅拌成黏稠的泥状，装入裱花袋。

4. 锅中水烧开，转小火，用裱花袋挤入丸子（可借助筷子）。

5. 丸子煮至浮起后，继续小火煮2分钟即可。

| 小贴士 |

面粉根据实际情况增减，最后的状态是黏稠不易滴落即可。蔬菜也可自由选择，但要看宝宝接受情况。

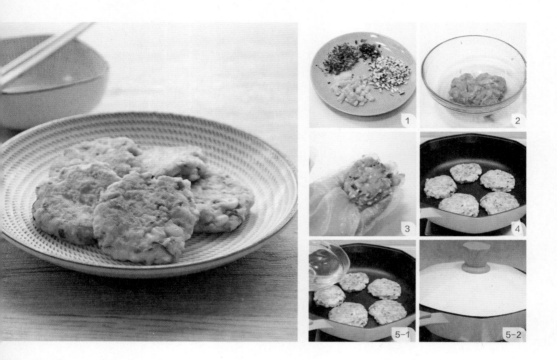

香煎猪肉蛋饼

食材 | 猪肉150克，洋葱30克，鲜香菇1朵，玉米粒20克，淀粉10克，鸡蛋1个，葱花、面粉各适量。

步骤 | 1. 洋葱、香菇洗净，切小丁；玉米粒对半切开（不切也可以）。

2. 猪肉洗净，切小块，倒入搅拌杯中，加半个鸡蛋搅打成细腻的肉糜。将肉糜倒入碗中，加入切好的香菇丁、洋葱丁、玉米粒，加入淀粉、葱花，用筷子朝一个方向搅拌均匀至上劲。

3. 双手打湿，取适量肉糜捏成肉饼，不要太厚，以免中间不易煎熟。

4. 将肉饼依次放入面粉中，裹一层面粉，再裹一层鸡蛋液。热锅少油，放入肉饼，小火煎至凝固再翻面，继续煎至两面金黄。

5. 沿锅边加入50克温水，盖上盖，小火焖至收汁即可。

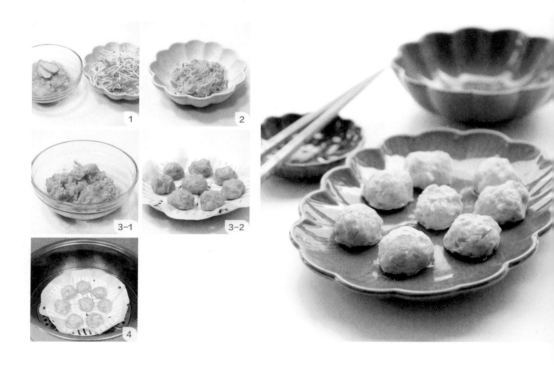

香烤鸡肉蔬菜丸

食材 │ 鸡胸肉、西葫芦、胡萝卜各100克，香菇粉、姜片、淀粉各适量。

步骤 │ 1. 鸡胸肉可以用姜片、植物油提前腌制一会儿，剁碎备用；西葫芦和胡萝卜洗净、擦丝。

2. 胡萝卜丝和西葫芦丝焯水，挤干水分。

3. 蔬菜丝与鸡胸肉混合，加香菇粉和淀粉搅拌均匀，搓成小丸子。

4. 冷水上锅蒸10～15分钟后取出。再入烤箱，130℃烤10分钟即可。

───── │ 小贴士 │ ─────

如果不用烤箱，蒸熟后可以用不粘锅小火煎一下。可以做个酱汁蘸着吃，吃法多样。

3～6岁宝宝的喂养

Part 3

1 3~6岁宝宝的营养需求及喂养原则

3~6岁宝宝营养需求

3~6岁孩子开始上幼儿园，正式进入集体生活，对营养素的需求跟之前相比也有不同。

不同年龄的膳食需求量

年龄	7~12月	13~24月	2~3岁	4~5岁
谷类	20~75克	50~100克	75~125克	100~150克
薯类	—	—	适量	适量
蔬菜	25~100克	50~150克	100~200克	150~300克
水果	25~100克	50~150克	100~200克	150~250克
蛋类	15~50克	25~50克	50克	50克
畜禽鱼	25~75克	50~75克	50~75克	50~75克
奶类	500~700毫升	400~600毫升	350~500毫升	350~500毫升
大豆	—	—	5~15克	15~20克
坚果	—	—	—	适量
碘盐	不加	0~1.5克	<2克	<3克
油	0~10克	5~15克	10~20克	20~25克

3岁以上的宝宝需要的主食量比1岁左右翻了1倍，鸡蛋每天吃1个就够，畜禽鱼的总量也维持不变，奶量略减少。这个阶段可以在之前饮食的基础上增加一些大豆和坚果。

主要营养素推荐摄入量

年龄（岁）	钙 （毫克/天）	锌 （毫克/天）	铁 （毫克/天）	维生素A （微克/天）	维生素D （微克/天）
1～3	600	4.0	9	310	10
4～6	800	5.5	10	360	10

3～6岁宝宝核心喂养原则

1. 食物多样，规律就餐，自主进食，培养健康饮食行为

学龄前儿童已经对吃什么、怎么吃有了自己的看法，这时候需要留意孩子可能出现挑食偏食的问题。可以让孩子在一定的范围内有所选择，允许有自己的喜好，同时尝试不同的食物搭配。

规律一日三餐的进餐时间，培养孩子专注进食和自主进食的能力。

2. 每天饮奶，足量饮水，合理选择零食

奶及奶制品营养丰富，富含钙和优质蛋白，且吸收率高，是膳食钙的最佳来源。这个阶段的孩子每天应保证350～500毫升的奶或相当量的奶制品。

保证每天的饮水量，首选白开水，不喝含糖饮料，更不能用含糖饮料替代白开水。

同时，给孩子提供健康天然的零食，优选奶制品、水果和坚果，少吃高盐、高糖、高脂及含反式脂肪酸的零食。

3．合理烹调，少调料、少油炸

学龄前的孩子对各种营养素的需求比较高，但是消化系统尚未发育成熟，咀嚼能力较差，所以食物要选择合适的烹调加工方式。

多选择蒸、煮、炖，少用煎、炒的方式，注意饮食清淡。烹调过程合理使用调味料，控制盐和糖的添加，不加味精、鸡精和辛辣的调味料，尽可能保持食物原味。

4．让孩子参与食物的选择与制作，增进对食物的认知和喜爱

在这个阶段，可以给孩子提供更多接触、观察和认识食物的机会。除了看绘本故事、动画视频以外，还可以带孩子去超市菜场采购食材，去田野农场了解食物的种植等，这些都可以增加孩子对食物的了解。

在保证安全的前提下，鼓励孩子参与食物的选择和烹调过程，有利于增加他们对食物的喜爱，同时也可以培养其尊重和爱惜食物的意识。

5．经常户外活动，定期体格监测，保障健康成长

规律的户外活动对孩子的生长发育非常重要，可以增强体质、预防超重肥胖、降低近视的发病率。学龄前儿童建议每天参加户外活动至少120分钟。

定期监测孩子的身高、体重等体格指标，及时发现孩子的营养和健康问题，并做出相应的调整，避免出现营养不良或是超重肥胖，保证孩子健康成长。

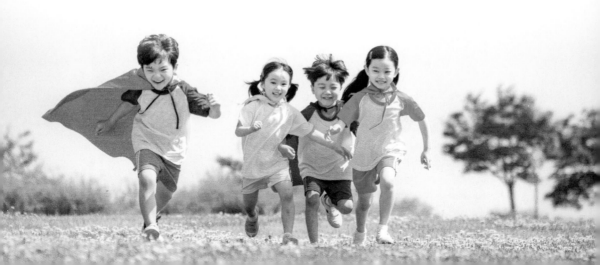

2 4条食物搭配原则，让宝宝营养翻倍

谷类+豆类

谷物中富含蛋氨酸，缺少赖氨酸，而豆类食物恰恰相反。因此谷物和豆类搭配，营养可以互补。

豌豆鸡肉焖饭

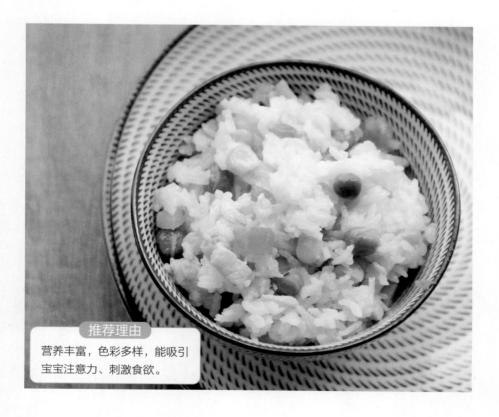

推荐理由

营养丰富，色彩多样，能吸引宝宝注意力、刺激食欲。

食材 │ 豌豆、玉米粒各15克，胡萝卜10克，鸡肉、大米各20克，小青柠1个或白醋适量。

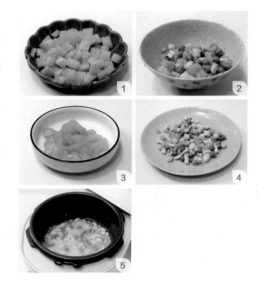

步骤 │
1. 胡萝卜去皮，切成小粒备用。
2. 冷水入锅，放入豌豆、玉米粒、胡萝卜粒，水开后煮5分钟，捞出备用。
3. 鸡肉切丁，挤入小青柠汁（或几滴白醋），混合搅匀。
4. 开大火，锅内刷油，放入鸡丁，翻炒1分钟后放入玉米粒、豌豆、胡萝卜粒翻炒均匀，盛出。
5. 大米洗净，放入电饭煲，加入适量水，同时放入玉米粒、豌豆、胡萝卜粒和鸡丁，按"煮饭"键，待提示米饭做好即可。

细粮+粗粮

粗粮是指全麦面粉、糙米、燕麦、玉米、小米、荞麦、薏米、藜麦等；细粮就是米饭、馒头、面条、白粥等主食。细粮口感好，但损失了较多的B族维生素和膳食纤维；粗粮没有经过深加工，虽然口感不如细粮，但营养成分保留更完整。二者可以搭配食用。

孩子吃粗粮的注意事项：①一次不要吃太多，建议不超过主食总量的1/3，最好混合细粮一起吃，既能保证营养，也能兼顾口感。②刚开始吃粗粮，可能会出现腹胀、放屁多等现象，可以减少每次的食用量，或是提前浸泡、增加烹饪时间等。

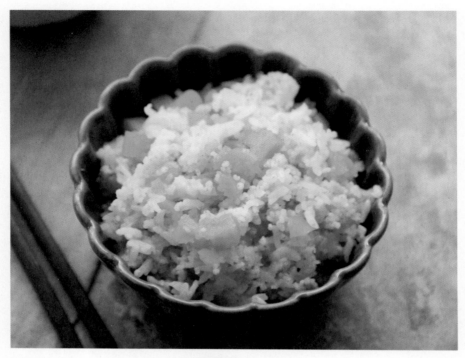

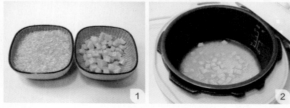

红薯二米饭

食材 │ 红薯25克，小米10克，大米40克。

步骤 │ 1. 红薯洗净，去皮切丁；小米和大米淘
洗干净。

2. 电饭煲中放入小米、大米和红薯丁，
加入离米面一截食指高度的清水，按
"煮饭"键，待提示米饭做好即可。

> **推荐理由**
>
> 红薯富含维生素、矿物
> 质和膳食纤维，可以
> 预防便秘，而且口感香
> 甜软糯，深受孩子喜
> 爱。搭配小米、大米做
> 杂粮饭，让主食的营养
> 翻倍。

铁+富含维生素C的食物

富含铁的食物搭配富含维生素C的食物一起食用，能促进铁吸收。

菠菜鸭血汤

食材 │ 鸭血40克，菠菜30克，葱末、香油各少许。

步骤 │ 1. 鸭血洗净，切块；菠菜去老叶，洗净，焯水，捞出，切段备用。

2. 锅置火上，倒植物油烧热，放入葱末煸炒出香味，倒入适量清水煮开，放入鸭血块煮沸，转中火焖10分钟。

3. 放入菠菜段，小火煮1分钟，淋香油即可。

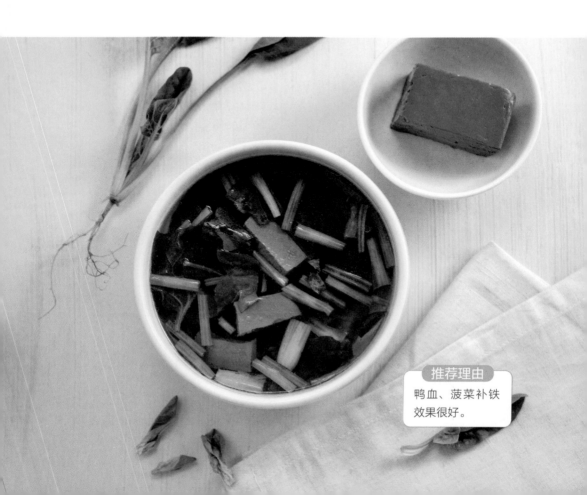

推荐理由

鸭血、菠菜补铁效果很好。

钙+富含维生素D的食物

维生素D可以提高人体对钙的吸收。富含钙的食物有很多，如牛奶、酸奶、奶酪、老豆腐。富含维生素D的食物却不多，常见的有蛋黄、奶酪、香菇等。

三文鱼奶酪烩饭

食材 | 奶酪、西蓝花、胡萝卜各20克，三文鱼25克，熟米饭50克。

步骤 | 1．三文鱼切小块；西蓝花洗净后切小朵；胡萝卜去皮后切粒。

2．将西蓝花沸水入锅，焯水1分钟捞出，切碎备用。

3．将熟米饭放入锅内，再将西蓝花碎、胡萝卜粒和三文鱼放米饭上，加少许沸水，小火焖煮10分钟。

4．加入奶酪，翻炒至奶酪化开，再转大火收汁即可。

推荐理由

奶酪富含钙和维生素D，营养价值很高。用奶酪制作色香味俱全的烩饭，孩子一定爱吃。

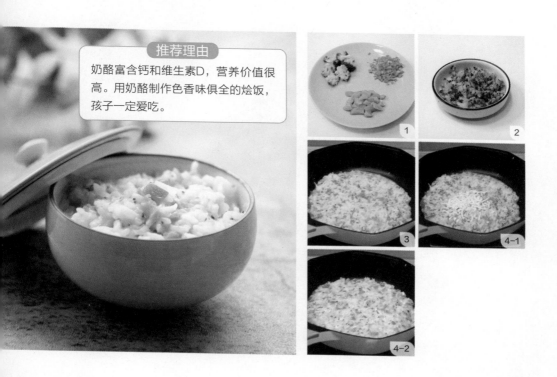

3 宝宝只爱甜饮料，不爱白开水，试试这4招

白开水是日常生活的最佳饮用水。但现在很多孩子不喜欢淡而无味的白开水，总是要有点甜味儿才愿意喝，甚至日常用甜饮料替代白开水，该怎么办？可以试试这4招。

1 家长以身作则，大口喝水

与所有不健康的饮食习惯类似，宝宝不爱喝水，大概率是受家长的影响。所以，家长自己要多喝水，少喝或不喝含糖饮料，并告诉宝宝含糖饮料对身体的危害。以身作则带孩子养成好习惯。

2 准备一个专属的杯子，并给水杯找个"家"

让孩子选一个专属于他的水杯，水杯上可以有他喜欢的卡通人物形象，或是带有可爱吸管，让他觉得喝水是一件有仪式感、有趣的事儿。

很多孩子并不是不愿意喝水，而是想不起来。可以在他视线范围内，给水杯找个固定的"家"。同时家里常备可以随时喝的白开水，让孩子看到就能喝到。

3 给白开水加点"料"

试着切一些颜色好看的蔬菜或水果放到白开水里，增加水的风味和颜色，比如柠檬、黄瓜、草莓等。还可以让孩子自己动手搭配，调制出他专属的"彩色水"。孩子有了参与感，更容易认为喝水是自己的事儿。

4 固定喝水的时间

跟孩子约定固定的喝水时间有助于养成和强化喝水行为。比如每次午饭前、运动后、放学后都喝几口水，孩子养成习惯之后就会主动喝水。

4 宝宝挑食偏食，怎么办

孩子挑食偏食几乎是每个家长都遇到过的情况。我们需要先了解孩子挑食偏食的原因，调整好自己的预期，才能更好地应对。

孩子挑食偏食的4个常见原因

① 接触的食物种类太少，对陌生食物抗拒

孩子只接触自己熟悉的食物，就容易对新食物产生抗拒。

② 对食物的质地、颜色、味道不喜欢

孩子对食物的质地、颜色、味道都非常敏感，很容易因为不喜欢某种颜色或不喜欢某种口感的食物而拒绝，但他们可能并不是拒绝食物本身。

比如孩子可能不喜欢吃煮得发黄、软烂的青菜，颜色碧绿、可爱的小菜心对他们来说更有吸引力。再比如他们不喜欢吃柴柴干干的水煮鸡胸肉，但适当腌制用烤箱烤后的嫩鸡胸吃起来就特别香。所以，家长千万不要因为孩子一次拒绝就认为孩子拒绝这类食物，也许换种烹调方式，孩子就接受了。

③ 家长不当的饮食偏好和喂养风格

孩子是通过观察和模仿进行学习的，因此，家长的饮食偏好很大程度上会影响孩子对食物的选择。

如果你是个不爱吃蔬菜的妈妈，那你做的一日三餐中蔬菜占比会较少，孩子对蔬菜的接触次数自然有限。

有的家长会把食物作为奖励或惩罚。比如孩子收拾好玩具，就给吃水果；孩子好好吃蔬菜，就给吃糖果……这样做可能导致的后果是，当孩子有机会自由拿取原本受限制的食物后，就容易吃得过多。

④ 喂养间隔不合理

两餐之间的间隔太短，正餐的摄入量太大，或餐次之间的零食吃太多等，都可能会影响孩子吃正餐时的胃口。

这样做，宝宝不再挑食

不同原因造成的孩子挑食偏食问题，需要采取相应的办法来解决。

① 以身作则

孩子非常容易受到家长行为的影响，所以鼓励孩子与家长共同进食。家长要以身作则，不挑食、不偏食，做均衡饮食的好榜样。同时避免出现吃饭时玩手机、看电视等行为。

② 尝试用不同做法做同一种食物

用不同做法做同一种食物，可以增加孩子对新食物的接受度，降低其"恐新感"。研究表明，有些孩子对新食材的接受度比较慢，所以千万不要着急给孩子贴标签，应该给予更多的耐心。尝试用不同做法，探索孩子能接受的方式。

③ 尽量提供不同种类、不同质地的食物

日常生活中，我们常吃的食材可能总是固定的十几种，但实际食物类别千千万万。在购买食材时，要注意避免因为习惯而总是买熟悉的食物，无意中减少了孩子接触新食材、新搭配的机会。

可以看一些菜谱的APP，查询不同食材的创意做法；也可以购入新的厨房电器，改变家庭烹调习惯。比如用烤箱试着做烤鸡、烤蔬菜，或周末带孩子一起做比萨等。这些都可以保持孩子对食物的新鲜感和期待。备餐时尝试"小份"的形式，可以让孩子吃到更多种类的食材，也避免给孩子太大的进食压力。

④ 学习新的搭配和烹饪技巧，让食物变得有趣

孩子喜欢颜色鲜艳、有趣、有创意的食物，通过各种形式的搭配，可以减少孩子对食物的抗拒。

每餐可以选择2～3种不同颜色、不同种类的蔬菜，试着把食物摆出可爱的造型，比如胡萝卜做成小花、西蓝花做成小树、青豆粒做成草地等。

在烹饪方式上，虽然蒸煮是最提倡的健康烹调方式，但有时候也可以尝试其他方式，比如奶酪红薯焗饭听上去就比蒸红薯或是白米饭诱人，木耳小葱炒鸡蛋也比白水煮蛋口感更丰富。

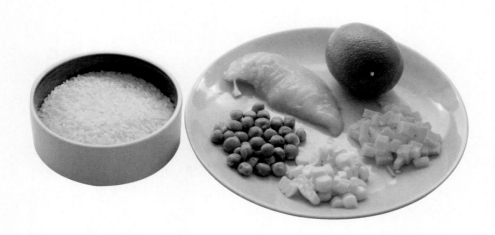

⑤ 控制进食时间，每餐不超过30分钟

吃饭的时间过长，会让孩子对吃饭产生一种无形的压力，还可能引起负面情绪，让家长也变得不耐烦。所以最好提前约定好吃饭的时间，"我们吃饭就30分钟，如果你没有吃完，妈妈就会把饭收走了"。

如果孩子没吃饱，可以在两餐之间适当提供一些健康的零食，同时两餐之间的间隔在4小时左右比较合适。

6 让孩子参与进来，鼓励孩子自己选择

孩子对世界都是充满好奇心的，可以让他们多参与到吃饭这件事中。

可以与孩子一起制定每周的菜单，比如早餐吃面包还是包子，晚上吃牛肉面还是鸡肉焖饭，让孩子自主选择。可以带孩子去超市或菜场采购食材，让他们看一看、摸一摸食物本来的样子。周末可以带他们参加种植、采摘的活动，加深对食物的感知。

在做饭的时候，可以分配一些适合的任务让孩子去完成，比如分类、搅拌、清洗、拿取物品等，增加他们对食物的兴趣。家长提供丰富健康的食物，把吃饭的权利还给孩子，鼓励他们自己决定吃什么、吃多少。

7 找到合适的替代食物

如果孩子不喜欢吃某种食物，我们可以利用同类食材进行替换，保证均衡的营养。

比如孩子不喜欢吃米饭，可以尝试面条、馒头、包子、饺子、馄饨、红薯等；孩子不喜欢吃鸡肉，那鸭肉、猪肉、牛肉等也可以作为优质蛋白的来源；如果不喜欢喝牛奶，可以选择无糖或低糖酸奶、天然奶酪。"不要在一棵树上吊死"，学会用聪明的办法让孩子摄入充足均衡的营养。

8 接受、鼓励，不强迫、不哄骗

如果多次尝试后，孩子真的对某种或某些食物不感兴趣，那就坦然接受，不要用暴力强迫或者威胁的方式逼孩子吃，也不要连哄带骗让孩子吃。这些都容易增加孩子对食物的反感情绪。

同时，对于孩子一些好的进食行为，比如没有挑食、愿意尝试之前不喜欢的食物等，需要及时肯定和鼓励。让孩子感受到他们的努力和尝试是被看见、被肯定的，可以强化其正向行为。

5 如何选择适合宝宝的牛奶

牛奶及奶制品含有非常丰富的钙，同时也是B族维生素、维生素D、磷、硒等营养素的良好来源。因此奶制品可作为日常膳食的重要组成部分。

《中国居民膳食指南（2022）》建议，学龄儿童每天应该至少保证300毫升液态奶或相当量的奶制品。那如何给孩子选牛奶呢？

让人眼花缭乱的奶制品，你真的了解吗

目前市面上的牛奶可以分为巴氏杀菌乳和超高温灭菌乳（UHT）。不同的灭菌温度，对营养素造成的影响不一样，喝起来的口感也不太相同。

○ 巴氏杀菌乳

巴氏杀菌乳处理方法比较温和，通常灭菌温度在60～85℃，灭菌时间最长30分钟，最短10秒，所以牛奶中的营养保留较好，风味也更好。但是这种方式无法杀死所有细菌，因此需要冷藏保存。保存时间通常比较短，一般为3～10天。

○ 超高温灭菌乳

超高温灭菌的牛奶是指用较高的温度灭菌，通常在130～150℃只需4～5秒，就可完全破坏其中的微生物和芽孢。可在常温保存1～6个月，但营养成分损失比巴氏杀菌奶多。

○ ESL乳（延长保质期乳）

近年来，有一部分放在冷藏柜里的奶保存时间比普通巴氏杀菌乳长，

行业里叫ESL乳，也就是延长保质期乳。ESL乳介于巴氏杀菌乳和超高温灭菌乳之间，兼顾了巴氏奶的口感和营养，也考虑到了保存时间，通常可以存放2~3周。

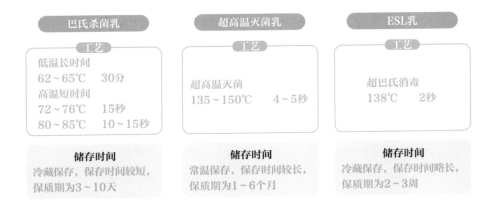

○ 酸奶

酸奶是用鲜牛奶或复原乳作为主要原料，添加或不添加辅料发酵而成。一般使用的发酵菌有保加利亚乳杆菌和嗜热链球菌等。酸奶的营养价值较高，每100克酸奶也可以提供约100克的钙。如果孩子不爱喝牛奶，可以用等量的酸奶来替换。尤其对于乳糖不耐受的人，喝牛奶可能会有胀气、拉肚子等情况，酸奶可能是更适合的选择。因为酸奶中的乳糖在发酵过程中被分解，可以大大降低了喝牛奶时会有的不舒服症状。

需要注意的是，市面上销售的酸奶产品多额外添加了糖，建议优先选择无糖或低糖酸奶。

○ 奶酪

奶酪是牛奶或羊奶经过杀菌、添加发酵剂和凝乳酶，使蛋白凝固析出乳清制成的产品。奶酪一直被称为"浓缩的精华"，因为随着水分的减少，其中钙、优质蛋白的含量比例也相应增高，营养密度比牛奶高出不少。但因为脂肪含量也高，所以一次不宜吃太多。

从类别上说，奶酪分为再制奶酪和天然奶酪，从配料表中可以看出差别。天然奶酪的原料大部分是牛奶或羊奶，加上凝乳酶、发酵菌、盐；而再制奶酪除原料奶以外，还会添加各种香精、色素、防腐剂、糖等成分。因此，天然奶酪对孩子来说更健康。

另外，如果是给孩子食用，建议购买经过巴氏杀菌的奶酪，而不要购买生的软奶酪，如蓝纹奶酪、软山羊奶酪等，以免增加李斯特菌的感染风险。

知识加油站

影响牛奶口感的因素

- 首先，奶牛是牛奶的源头，不同品种的奶牛所产生的牛奶口感相差还是很大的。
- 其次，热处理方式也会对牛奶口感造成一定影响。
- 另外，非脂乳固体、蛋白质、脂肪含量等也会影响牛奶口感。即使是同一个品牌、同类型的产品，脂肪、蛋白质、非脂乳固体含量越高，口感越好。

并不是牛奶颜色越黄，营养价值越高

- 夏、秋季节或自然放牧的奶牛能吃到更多含有胡萝卜素、叶黄素的青绿饲草，所产牛奶的颜色就会变成淡黄色，而冬季奶牛所产的牛奶颜色则多为乳白色。因此，奶牛的青草饲料中叶黄素、类胡萝卜素的含量越高，产出牛奶的颜色就越黄。
- 采用超高温灭菌工艺的牛奶，相比采用巴氏灭菌法的牛奶（俗称鲜奶、巴氏奶），颜色更容易呈现淡黄色。
- 另外，牛奶中淡黄色的来源主要是牛奶中的脂肪颗粒。对牛奶进行均质化处理，是将牛奶中的脂肪颗粒破碎变小，使其更充分、均匀地散布在牛奶中。破碎后的脂肪颗粒，光线照射后会发生散射，看上去呈现乳白色。未均质化的牛奶，由于脂肪颗粒较大，看上去更容易呈现淡黄色，在存放一段时间后，由于密度相对较小，脂肪还会浮在表面形成分层现象。

不必追求过高的蛋白质含量

喝牛奶主要是为了获得丰富的蛋白质和钙，但蛋白质并不是越高越好。

根据国标规定，每100克巴氏杀菌乳或超高温灭菌乳，其蛋白质含量不能低于2.9克。我们日常饮食中可获取蛋白质的来源非常丰富，畜禽鱼、蛋奶、大豆及其制品都是优质蛋白好来源。相对来说，一天中牛奶对蛋白质贡献率没有那么大。

举个例子

3~4岁孩子每天蛋白质摄入量大概是30克，每天喝500毫升蛋白质含量为3.2克/100毫升的牛奶，摄入的蛋白质是16克，喝另一款蛋白质含量为3.6克/100毫升的牛奶，摄入的蛋白质是18克。

也就是说，两款不同牛奶的蛋白质相差2克，只占孩子每天蛋白质总量的6%左右。而一个中等大小的鸡蛋，就含有6~7克蛋白质。

所以在买牛奶的时候，不用过分追求特别高的蛋白质含量。

相对来说，同类型产品中，脂肪、蛋白质、非脂乳固体含量越高，牛奶的口感越好，价格也更高。

总之，牛奶每天都要喝，不妨多尝试不同品牌、不同口味，选择性价比更高的产品。

3招让孩子爱上喝奶

1 丰富奶及奶制品的形式

不同形式的奶制品都可以提供钙和优质蛋白，如果孩子不喜欢喝牛奶，可以试着用酸奶或是奶酪等替代。

不同奶制品蛋白质折算

100克无糖酸奶等同于100克牛奶

30克左右的奶酪等于300克牛奶，或是30~40克的奶粉

比如一杯250毫升的牛奶可以用2~3片奶酪替代。孩子如果不爱喝牛奶，可以做成番茄奶酪三明治，或是做个奶酪焗饭。

2 少量多次，减少压力

有些孩子可能对一下喝一整杯牛奶会有压力，如果强迫喝完反而会产生抵触情绪。可以找个小杯子，或是每次只倒半杯，让孩子觉得喝牛奶是个容易完成的小任务。逐渐增加每次喝的量，或是多次少量饮用，减轻孩子的压力。

上学后建议固定喝奶的时间，比如早餐一杯牛奶，下午放学后一杯酸奶，就可以达到每天至少300毫升的推荐量。也可以早上一杯牛奶，晚上睡前一杯牛奶；或者将奶制品融入一天三餐，比如制作酸奶水果麦片、奶酪三明治、牛奶燕麦粥等。

3 排除乳糖不耐受

如果孩子每次喝奶都会出现胀气、腹泻的现象，久而久之就会认为"喝牛奶=不舒服"。作为家长，首先要确认孩子是否有乳糖不耐受的情况。

所谓乳糖不耐受，是指肠道因为缺乏消化乳糖的乳糖酶，而不能完全分解牛奶中的乳糖，引起腹泻、腹痛、胀气等现象。如果孩子喝奶后出现这些情况，而喝酸奶不会出现，大概率就是因为乳糖不耐受。

6 宝宝是否一定要吃粗粮

都说粗粮营养好，那么粗粮中到底有哪些营养？孩子吃多少合适？如何让孩子爱上粗粮？

日常生活中食用的糙米、燕麦、黑米、小米、全麦粉、高粱米、薏米、荞麦、藜麦、玉米等都属于粗粮。相比细粮，粗粮可以提供更多的B族维生素、矿物质、膳食纤维等营养素。

首先需要说明，粗粮虽好，但对宝宝来说，不是必需。因为其中含有较多的不溶性膳食纤维，对于胃肠道功能较差的宝宝来说，吃太多可能会导致腹胀，引起消化不良。粗粮中的植酸也会影响肠道中矿物质的吸收，摄入过多还可能会增加缺铁性贫血的风险。因此，粗粮虽好，也不能多吃，还是应以精白米面作为主要的主食来源。

宝宝吃粗粮，需要注意2点

○ 控制摄入量

宝宝吃粗粮不是越多越好，最新版的《中国学龄前儿童平衡膳食宝塔》中并没有要求粗粮的摄入量，只提到"薯类适量"。建议宝宝的粗粮摄入量不要超过一天主食的1/3。

○ 烹调细软

给宝宝吃粗粮时需要特别注意烹调方式，总结起来就是四个字——粗粮细做。让原本不好消化的食材变得更友好。比如用料理机将粗粮打碎磨成粉，制作杂粮豆浆、杂粮馒头、杂粮面糊等。单独烹调杂粮粥/饭时，要提前浸泡，并延长蒸煮时间，确保杂粮彻底蒸煮软烂；也可以直接使用高压锅进行烹煮，会更软烂、容易消化。

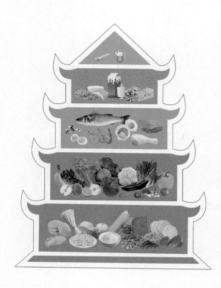

	2～3岁	4～5岁
盐	<2克	<3克
油	10～20克	20～25克
奶类	350～500克	350～500克
大豆 适当加工	5～15克	15～20克
坚果 适当加工	—	适量
蛋类	50克	50克
畜禽肉鱼类	50～75克	50～75克
蔬菜类	100～200克	150～300克
水果类	100～200克	150～250克
谷类	75～125克	100～150克
薯类	适量	适量
水	600～700毫升	700～800毫升

可以购买现成的杂粮制品，比如用全麦粉替代小麦粉做的蛋饼、馒头、面包；用荞麦面、燕麦米、玉米面替代传统挂面。

这样搭配试试看

- 小米和大米按1：1熬粥或煮饭
- 燕麦米或糙米跟大米按1：2煮饭
- 大米、小米、藜麦按1：1：1煮饭
- 玉米、红薯、紫薯上锅蒸熟直接吃

7 如何给宝宝挑选肉类

2~5岁的学龄前儿童每天畜禽鱼摄入量应为50~75克，大约是成年人一巴掌大小。建议孩子每天的饮食里都有1~2种不同的肉类。

不同肉类，怎么选、怎么做

猪肉

- 优先选择猪里脊，里脊部位口感相对较嫩，适合切丝切薄片使用。剁碎烹调可以考虑性价比更高的后腿肉。
- 部分猪肉部位在烹调前去除筋膜，可以降低咀嚼难度。

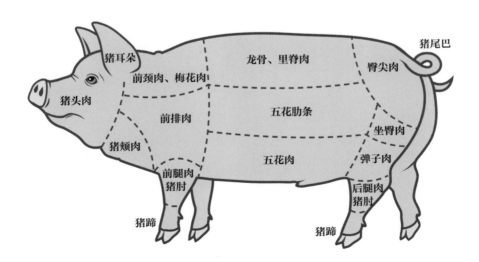

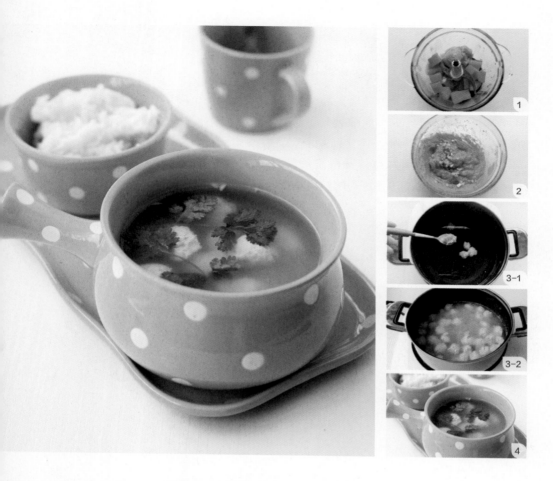

胡萝卜珍珠丸子汤

食材 猪肉100克，胡萝卜50克，鸡蛋1个，香葱末、盐、生抽、淀粉、香油、香菜段各适量。

步骤 1. 胡萝卜洗净，去皮切丁，与猪肉一起放入料理机中打成泥。

2. 将肉泥放入碗中，调入盐、生抽、鸡蛋、淀粉、香油、香葱末，朝一个方向搅拌上劲。

3. 锅中水烧开，用小勺将肉泥团成小球状，舀入锅中，煮至丸子浮起，撇去浮沫。

4. 盛出，加入香菜段即可。

牛肉

- 相比猪肉，牛肉的脂肪含量更少，肉质紧实有嚼劲。
- 牛腿肉适合剁成肉糜使用；牛里脊更适合切丝、切薄片后烹调。
- 如果孩子咀嚼能力较弱，需要在烹饪时下功夫，比如横切牛肉（将垂直牛肉纤维纹理切断）、使用压力锅烹煮牛肉。

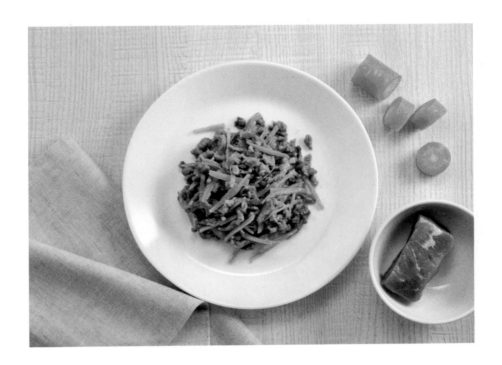

胡萝卜牛肉丝

食材 ｜ 胡萝卜100克，牛肉50克，酱油、淀粉、料酒、葱段、姜末、盐各少许。

步骤 ｜ 1. 牛肉洗净，切丝，加入葱段、姜末、淀粉、料酒、酱油，腌渍10分钟；胡萝卜洗净，去皮，切细丝。

2. 锅内倒油烧热，放入牛肉丝迅速翻炒，倒入胡萝卜丝炒至熟，加盐调味即可。

鸡肉

- 优先选择鸡腿肉或鸡小胸，相比鸡大胸口感更嫩滑、更易于咀嚼。
- 鸡胸肉的蛋白质含量高，脂肪含量少，但是久煮后口感很柴，预处理时可以用淀粉或蛋清包裹来嫩化鸡胸肉，或者煮熟后撕成鸡丝。
- 对于大宝宝来说，鸡腿也非常不错，肉质嫩且可以自己拿着吃。

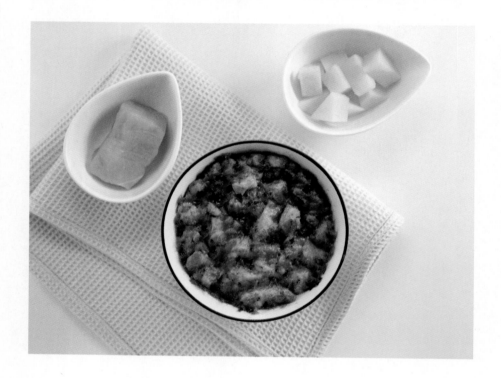

土豆蒸鸡块

食材 | 鸡肉、土豆各100克，米粉40克，姜片、老抽、豆瓣酱各5克。

步骤 | 1. 鸡肉洗净，切小块，用姜片、老抽腌制片刻；土豆洗净，去皮，切滚刀块，将土豆块和鸡块放在一起，加豆瓣酱、米粉和油拌匀。

2. 蒸锅加水烧热，将鸡块铺在碗底，土豆铺在上面，蒸40分钟至熟即可。

鱼虾

- 优质蛋白质含量高，肉质细软易咀嚼。
- 含有较多的多不饱和脂肪酸，可每周吃2次。
- 吃鱼的时候要选择刺少、肉易剥离的鱼类，如三文鱼、鳕鱼、龙利鱼、鲈鱼、黑鱼、带鱼等。

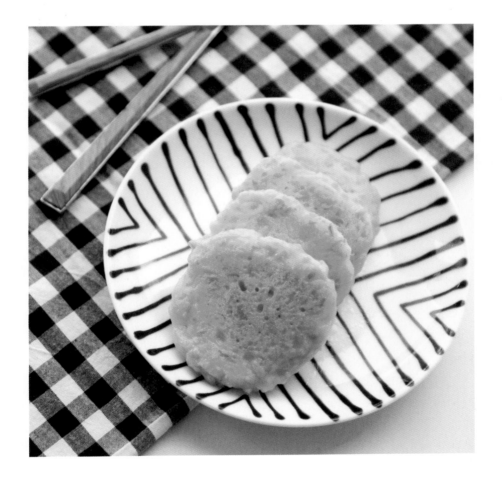

鳕鱼杂蔬饼

食材 │ 鸡蛋1个，中筋面粉20～30克，鳕鱼50克，柿子椒、红薯、胡萝卜各适量，盐少许。

步骤 | 1. 提前解冻鳕鱼；柿子椒洗净，去子，切碎；红薯、胡萝卜洗净，去皮后切小粒。

2. 将以上食材放蒸锅蒸熟。取出放到碗里碾碎，加入面粉和鸡蛋，搅拌均匀制成面糊。

3. 不粘锅开小火，倒入食用油，用勺子将适量面糊舀入锅中，拍扁成饼状。

4. 待一面凝固后翻面，两面都略金黄即可。

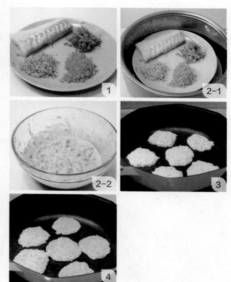

肉太柴、太腥，怎么办

不同的肉类切割方式也有讲究，切对了可以改善口感。比如牛肉要垂直纹路切，猪肉需要顺着肉的纹理切。如果孩子咀嚼功能有限，可将肉类切成1厘米左右长条，尽可能薄，方便咀嚼。还可以将肉放入高压锅压熟后打成泥，口感会比较好，或者炖肉时间稍长些，肉会更嫩、口感更佳。

另外，可以试试"上浆"的方法，保留肉质的水分，吃起来口感更嫩。用蛋清或水淀粉、食用油先对肉类食材进行腌制。加入蛋清可以让肉吸收更多水分，防止水分流失；再加入少量油，可以进一步锁住水分，还能防止肉黏在一起。上浆后再烹调，肉会又嫩又好吃！

如果觉得肉类比较腥，可以用姜、料酒或胡椒粉等去腥。料酒含酒精，3岁以内的孩子不建议使用，日常可以使用姜片、柠檬、葱姜水这些天然食材去腥。

8 有营养的菌藻类，很多家长都忽略了

菌藻类的营养特点

菌藻类大多富含蛋白质、膳食纤维、维生素和矿物质。

食用菌包括香菇、平菇、蘑菇、金针菇、木耳、银耳等，富含蛋白质、维生素B$_2$、铁、硒、钾、多糖，有益身体健康。

海藻类包括海带、紫菜、裙带菜等，是碘和膳食纤维的良好来源。

常见菌藻类的食用建议

香菇　香菇鲜美可口，尤其是干香菇，风味更加浓郁鲜美，可以利用其鲜味减少咸味及盐的摄入。香菇含有丰富的蛋白质、膳食纤维，还有一定的维生素D。

对宝宝来说，鲜香菇会更好咀嚼一些。

食谱：香菇肉末饭、香菇肉末油菜拌面、五彩香菇牛肉丸、香菇肉末饼等。

蘑菇　蘑菇含有丰富的B族维生素、矿物质和膳食纤维，且口感柔软，很适合孩子食用。蘑菇很容易坏，最好放冰箱冷藏保存，并且要尽快吃。

路边不认识的野蘑菇不可乱吃，有中毒风险。

食谱：蘑菇酿虾、椒盐蘑菇、奶香蘑菇汤、蘑菇炒蛋、蘑菇鸡蛋汤等。

金针菇 金针菇里可溶性膳食纤维含量丰富。但金针菇比较长，孩子吃起来容易噎到，可以用剪刀剪短给孩子食用。

食谱：蒜蓉蒸金针菇、烤金针菇、凉拌金针菇等。

木耳 木耳富含多糖、B族维生素、膳食纤维。需要指出的是，木耳虽含有铁，但为非血红素铁，利用率不高，所以吃木耳补铁效率并不高。

木耳泡发时间太长会滋生细菌，所以冷水浸泡建议不超过4小时，也不要冷藏过夜。

食谱：木耳炒蛋、凉拌木耳、家常木耳豆腐、洋葱木耳、木耳蔬菜蒸包。

银耳 银耳富含银耳多糖，烹煮后质地黏稠、软软糯糯。

秋天可以给孩子煮银耳羹，增加液体摄入。

食谱：银耳莲子羹、银耳枸杞汤、雪梨银耳羹等。

海带 海带含有丰富的膳食纤维、碘、钙、铁、胡萝卜素、B族维生素。

食谱：海带豆腐汤、凉拌海带、海带炒豆皮等。

紫菜 紫菜分为坛紫菜和条斑紫菜，在超市经常看到的圆盘紫菜就是坛紫菜，而海苔片是由条斑紫菜为原料制成的。

食谱：紫菜蛋花汤、烤紫菜、紫菜炒蛋等。

9 跟我做|一天营养快手餐

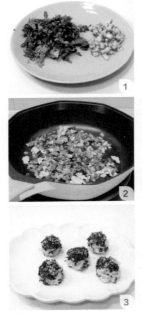

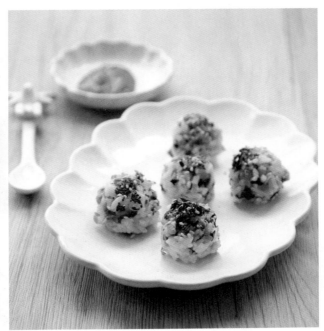

洋葱牛肉生菜饭团

食材 | 牛肉泥25克，洋葱1/8个，生菜1~2片，熟米饭100克，海苔碎、白芝麻、无盐番茄酱各少许。

步骤 | 1. 生菜洗净，切碎；洋葱去皮、洗净，切丁备用。

2. 锅内加入少许食用油，依次放入牛肉泥、洋葱丁、生菜碎，翻炒至肉泥变白。

3. 取适量米饭，将步骤2中炒热的料搅拌均匀，制成小饭团，表面撒上白芝麻和海苔碎即可。食用时可蘸番茄酱。

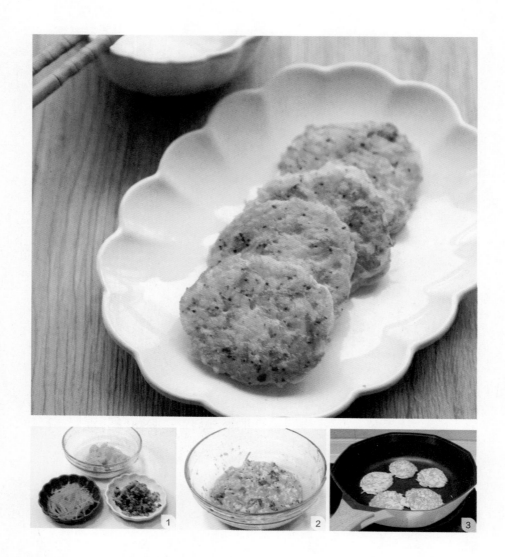

蔬菜鸡肉米饭饼

食材 | 西蓝花、胡萝卜各适量，熟米饭1小碗，鸡蛋1个，鸡胸肉1块。

步骤 | 1. 西蓝花、胡萝卜洗净，切碎备用；鸡胸肉洗净，切丁。

2. 熟米饭中打入鸡蛋，加入鸡丁、胡萝卜和西蓝花，混合均匀。

3. 平底锅倒适量食用油，中小火锅热，舀取一勺拌匀的米饭倒入锅内摊开，待定型后翻面，两面金黄后盛出即可。

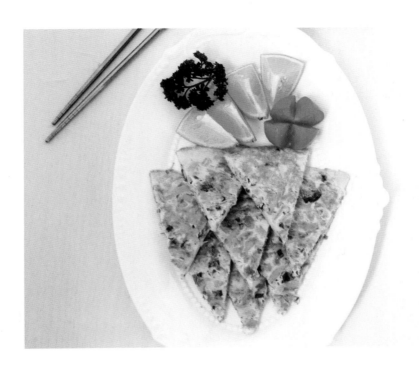

奶酪鳕鱼蛋蔬饼

食材 | 鳕鱼、面条各50克,奶酪20克,鸡蛋1个,油菜30克。

步骤 |
1. 油菜洗净,入锅焯熟,捞出切碎。
2. 鳕鱼放入蒸锅蒸10分钟,取出后剔除鱼刺,把鱼肉捏碎。
3. 面条开水下锅,煮至八九分熟,捞出待用。
4. 面条里打入鸡蛋,放入撕碎的奶酪、油菜碎和鳕鱼碎,用筷子搅拌均匀。
5. 锅中放入适量油,捞出一部分面条摆成圆形,一面煎成金黄色后翻面,两面煎好后即可出锅。

| 小贴士 |

1. 鳕鱼本身有油,如果怕太油腻,可以少放或不放油。
2. 如果家里有蛋饺锅,可直接用其煎饼,更方便。

小小少年快成长：0~18岁的营养核心

Part 4

1 6～18岁儿童生长发育特征及营养需求

学龄儿童是指6～18周岁的未成年人。他们正处于生长发育的关键阶段，对热量和营养素的需求要高于成年人，因此更需要全面、充足的营养。学龄期是建立健康饮食观念和养成良好饮食习惯的关键时期，从小养成健康的饮食和生活方式将受益终身。

不同年龄平衡膳食宝塔

年龄	6～10岁	11～13岁	14岁～17岁
谷类	150～200克/天	225～250克/天	250～300克/天
全谷物和杂豆	30～70克/天	30～70克/天	50～100克/天
薯类	25～50克/天	25～50克/天	50～100克/天
蔬菜	300克/天	400～450克/天	450～500克/天
水果	150～200克/天	200～300克/天	300～350克/天
蛋类	25～40克/天	40～50克/天	50克/天
畜禽鱼	畜禽肉40克/天 水产品40克/天	畜禽肉50克/天 水产品50克/天	畜禽肉50～75克/天 水产品50～75克/天
奶类	300克/天	300克/天	300克/天
大豆	105克/周	105克/周	105～175克/周
坚果	50克/周	50～70克/周	50～70克/周
碘盐	<4克/天	<5克/天	<5克/天
油	20～25克/天	25～30克/天	25～30克/天

　　因生长发育的需要，学龄儿童主食、蔬菜、水果、畜禽鱼的推荐摄入量都比之前要高，尤其要注意保证蔬菜、主食的摄入量。

　　主食是碳水化合物的主要来源，能给孩子提供学习生活所需的热量。学龄儿童在保证主食量的基础上更要注意粗细搭配，每天增加一定量的全谷物和杂豆。蔬菜的摄入量和种类，对孩子的饮食结构是否均衡、饮食质量的高低有很大影响。在畜禽鱼的选择上，适当控制畜肉、禽肉，增加鱼虾的食用频率。

　　鸡蛋和牛奶继续维持之前的推荐量，每天1个鸡蛋，每天300克奶。可以补充少量坚果、适量薯类，增加多不饱和脂肪酸、膳食纤维、微量元素的摄入。

　　从下表可以看出，除了维生素D，其他营养素推荐摄入量都有增加。通过合理膳食，基本可以满足。

不同年龄常见营养素的推荐摄入量

年龄	钙（毫克/天）	锌（毫克/天）	铁（毫克/天）	维生素A（微克/天）	维生素D（微克/天）
1岁～	600	4.0	9	310	10
4岁～	800	5.5	10	360	10
7岁～	1000	7.0	13	500	10
11岁～（男）	1200	10	15	670	10
11岁～（女）		9.0	18	630	
14岁～（男）	1000	11.5	16	820	10
14岁～（女）		8.5	18	630	

最新颁布的《中国学龄儿童膳食指南（2022）》根据我国学龄儿童的营养与健康状况，结合合理膳食、饮食行为与健康状况的关系进行了扩充，提出5条核心准则。

1 主动参与食物选择和制作，提高营养素养

- 学习食物营养相关知识，认识食物，了解食物与环境及健康的关系，了解并传承中国饮食文化，充分认识合理营养的重要性，建立为自己健康和行为负责的信念。

- 主动参与食物选择和制作，会阅读食品标签，与家人一起选购和制作食物，不浪费食物并会进行食物搭配。

- 家庭和学校共同构建健康饮食环境，除提供平衡膳食外，还应通过营养教育、行为示范等，鼓励和支持学龄儿童提高营养素养，并养成健康饮食行为。

2 吃好早餐，合理选择零食，培养健康饮食行为

- 清淡饮食、不挑食、不偏食、不暴饮暴食，养成健康饮食行为。

- 做到一日三餐定时定量、饮食规律。

- 早餐食物应包括谷薯类、蔬果、动物性食物、大豆和坚果中的三类及以上。

- 可在两餐之间吃少量零食，选择清洁卫生、营养丰富的食物作为零食。

- 在外就餐时要注重合理搭配，少吃含高盐、高糖和高脂肪的食物。

3 天天喝奶，足量饮水，不喝含糖饮料，禁止饮酒

- 每天300毫升及以上液态奶或相当量的奶制品。

- 主动足量饮水，每天800～1400毫升，首选白开水。

- 不喝或少喝含糖饮料，更不能用含糖饮料代替白开水。

- 禁止饮酒和含酒精饮料。

4 多户外活动，少看电子屏幕，每天60分钟以上的中高强度身体活动

- 每天应累计至少60分钟中高强度的身体活动。

- 增加户外活动时间，每周至少3次中高强度的身体活动，3次抗阻力活动和骨质增强型活动。

- 减少静坐时间，看电子屏幕每天不超过2小时，越少越好。

- 保证充足睡眠。

- 家长、学校、社区共建积极的运动环境，鼓励孩子掌握至少一项运动技能。

5 定期监测体格发育，保持体重适宜增长

- 定期测量身高和体重，监测生长发育。

- 正确认识体形，科学判断体重状况。

- 合理膳食、积极运动，预防营养不良。

2 早餐这样搭配，不仅有营养 还可以提升孩子注意力

家长都知道早餐很重要，不吃早餐会影响学习效率、容易导致胃病，还容易长胖！但到底什么样的早餐才算"好"？孩子的早餐只有牛奶和鸡蛋就够了吗？早餐要吃饱，更要吃好！

营养健康的早餐，应该这样吃

《中国居民膳食指南（2022）》指出："保证每天吃早餐，并吃好早餐。"吃好早餐有助于满足人体营养需要，还能平稳血糖，改善认知能力和工作效率。好的早餐还有助于提升孩子的学习能力。

好早餐标准
- 早餐供能应该占全天总热量的25%~30%。
- 食物的量应该占全天食物总量的1/3。
- 食物多样，合理搭配，包括谷薯类、动物性食物（肉、蛋、奶）、蔬菜水果、奶豆坚果等。

早餐万能公式

= 谷薯类 + 动物性食物 + 蔬菜水果 + 奶豆坚果

**均衡营养的早餐
应包括以下四类食物中的三类及以上**

谷薯类

如馒头、花卷、全麦面包、面条、米饭、红薯等

动物性食物

鱼禽肉蛋等，如鸡蛋、鱼、虾、鸡肉、猪肉、牛肉等

蔬菜水果

新鲜蔬菜，如菠菜、番茄、黄瓜等；水果如苹果、香蕉等

奶豆坚果

如牛奶、酸奶；豆浆、豆腐脑、豆腐干等豆制品；坚果如核桃、榛子等

如何评价自己的早餐?

4种及以上：营养充足 👍 满分早餐

3种食物：营养良好 ☑ 良好早餐

2种及以下：营养差 ☒ 还需努力

　　各种类型的食物具体吃什么，也是有讲究的。同样的食物，加工方法不同，营养密度和健康效益也不同。鼓励多吃简单加工和营养密度高的食物，少吃深加工食品，限制脂肪、糖、盐的摄入。

建议"多吃"的食物	建议"少吃"的食物
谷薯类	**谷薯类**
糙米饭、玉米、燕麦、荞麦、全麦片、二米饭、豆饭、红薯等	白米饭、白面包、油条、薯条、方便面、汉堡等
蔬菜类	**蔬菜类**
绿叶菜、西蓝花、胡萝卜、番茄、彩椒等	各种蔬菜罐头、干制蔬菜、蔬菜汁等
水果类	**水果类**
橘子、橙子、苹果、草莓、蓝莓等	各种水果罐头、蜜饯、果汁等
畜禽肉类	**畜禽肉类**
瘦畜肉、去皮禽肉、各种水产	火腿肠、培根、腌肉、腊肉、鱼丸等加工肉制品
乳类	**乳类**
纯牛奶、脱脂牛奶、无糖/低糖酸奶、奶粉、天然奶酪等	奶油、黄油、高钠奶酪等
水和饮料	**水和饮料**
水、无糖豆浆、淡茶水等	果味饮料、奶茶、碳酸饮料、乳酸菌饮料等

营养师妈妈的5条早餐建议

　　早上的时间贵如金，为了多睡一会儿，很多成年人不吃早餐或马马虎虎解决。但对于有孩子的家庭，给自己和孩子好好准备早餐就特别重要。

　　在不改变生活节奏的前提下，巧妙合理地安排早餐搭配就变得非常重要。无论是简单的早餐还是精致的早餐，从营养和健康的角度都应该尽可能符合前文介绍的"早餐万能公式"（P83）。

身为两个孩子的妈妈，我有这些年来准备早餐的5个小心得，可以帮助你在忙碌的早晨更从容地为孩子准备健康早餐。

① 做一份家庭早晨时刻表

提前规划好自己和孩子起床、洗漱和穿衣的时间，固定时间大家坐在餐桌边一起吃早餐。

很重要的一点是，确保家长和孩子都有足够的时间，在没有压力的情况下吃早饭。我的真实体会是，你越催促孩子，他们吃得会越慢，彼此的情绪都可能一点就爆。

提前想好第二天吃什么，睡前将食材洗好备齐，用电饭煲或者压力锅的定时功能提前预约；水果洗好，早上起来切一下就行。将早餐需要用到的食材和器具放在显眼的位置。

② 临睡前做好早餐的准备工作

③ 准备一些可快速制作的早餐食物

针对学龄期孩子，家里可以备一些速冻包子、比萨饼皮、墨西哥饼；如果是小宝宝，可以自己制作小馄饨、小饺子、发糕、馒头等冷冻起来，吃的时候加热一下。

此外，还有一些比较好用和百搭的原料推荐给大家，比如面粉、松饼粉、花生酱、坚果酱、原味谷物麦片、切片面包、原味酸奶等。当然基础的牛奶、鸡蛋也必不可少。

上面这些食物通常只需要用微波炉、蒸锅、烤箱或是平底锅就可以加热成可食用的状态，通常只需要5~10分钟。可以在给孩子洗漱和穿衣时，同步操作，效率更高。

④
让孩子前一晚早点入睡

充足的睡眠可以减少孩子晨起后起床气的发生概率，保证他们早餐的时间和质量。要知道想让一个哭哭啼啼或暴躁易怒的孩子安静下来吃早饭，是一件多么困难的事情！

如果连续几天都吃同样的早餐，可能会影响孩子的食欲。所以，可以试试提前一周跟孩子一起制订早餐菜单，让他们觉得吃早餐是自己的事儿，提高对早餐的兴趣。

⑤
制订一份简单的一周早餐菜单

6~18岁儿童一周早餐推荐菜单

	早餐=谷薯类+动物性食物+蔬菜水果+奶豆坚果				
周一	蒸玉米+白煮蛋+小番茄+牛奶	玉米	白水煮蛋	小番茄	牛奶
周二	时蔬鸡蛋饼+蒸红薯+牛奶	红薯、面粉	鸡蛋	时蔬（青菜、胡萝卜）	牛奶
周三	蔬菜鸡蛋奶酪三明治+牛奶	切片面包	荷包蛋	番茄、生菜	牛奶、奶酪
周四	荠菜猪肉包+鹌鹑蛋+牛奶	面粉	猪肉泥、鹌鹑蛋	荠菜	牛奶
周五	杂粮粥+白煮蛋+苹果片+坚果粒酸奶	杂粮粥	白水煮蛋	苹果	坚果粒酸奶
周六	鸡丝菠菜面+荷包蛋+牛奶	面条	荷包蛋、鸡丝	菠菜	牛奶
周日	青菜猪肉小馄饨+坚果粒酸奶	馄饨皮	猪肉泥、蛋皮	小青菜	坚果粒酸奶

营养快手早餐搭配

牛奶燕麦鸡蛋饼

食材 ｜ 即食燕麦片、牛奶、奶酪、面粉各适量，鸡蛋1个。

步骤 ｜ 1. 燕麦片、面粉、鸡蛋、牛奶混合均匀，搅拌成糊状。

2. 不粘锅倒适量油，开小火，倒入面糊，待定形后翻面。

3. 两面都金黄后，撒入适量奶酪即可。

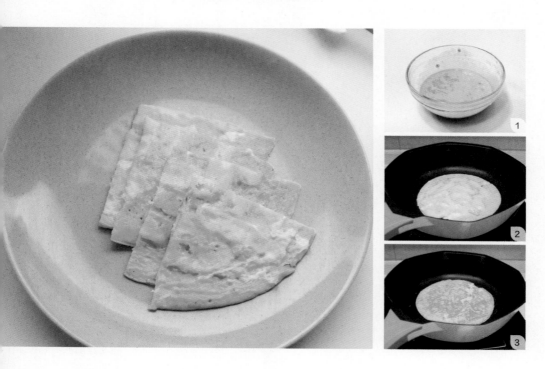

简评　一锅出的快手早餐食谱，满足了鸡蛋、奶类、主食的需求，基本上5分钟可以搞定。再切个橙子或是加几颗小番茄，配一杯豆浆，完美！

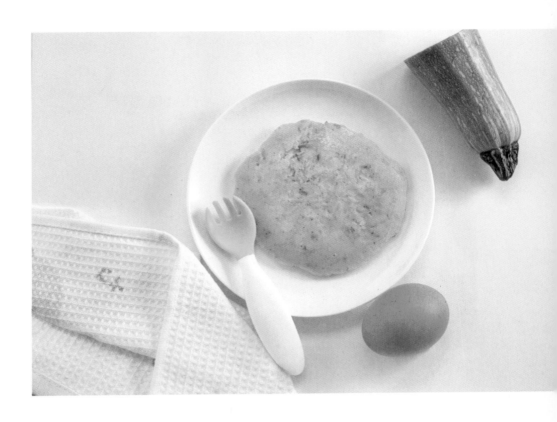

西葫芦糊塌子

食材 | 西葫芦半个，鸡蛋1个，面粉适量，盐少许。

步骤 |
1. 西葫芦洗净，去皮，擦丝，放入盐略腌。
2. 加入适量面粉，打入鸡蛋，混合均匀。
3. 不粘锅倒入适量食用油，加入混合的面糊，小火加热，定形后翻面，两面煎熟即可。

简评 | 食材可以替换，保证有1~2种蔬菜即可。满足了主食、蔬果、鸡蛋的需求，再加一杯酸奶或牛奶，加几粒坚果就可以了。考虑到主食的量比较少，可以再加一片面包或是一小段玉米。

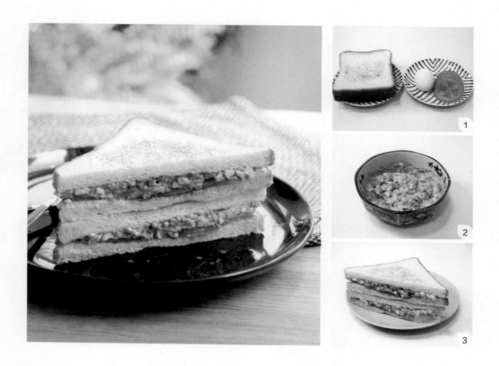

牛油果鸡蛋三明治

食材 | 吐司2~3片，鸡蛋、牛油果各1个，番茄半个，黑胡椒粉、盐各少许。

步骤 | 1. 吐司用烤箱或微波炉烤至微脆；鸡蛋水煮后剥壳备用；番茄洗净，切片备用。

2. 牛油果对半切开取果肉，放入碗里，加入白水煮蛋，加入适量盐和黑胡椒粉，二者混合均匀。

3. 取一片吐司，抹上牛油果鸡蛋，铺上番茄片，盖上另一片吐司，压紧切开即可。

简评 | 牛油果为高脂水果，增加了不饱和脂肪酸的摄入。这款三明治可以提供丰富的碳水化合物、蛋白质、优质脂肪，可以再搭配一杯豆浆或牛奶，满足一上午营养需求。

3 孩子学习压力大，这样吃可以帮助解压

学龄期的孩子除了生活压力外，还有来自学业上的压力，尤其是在考试前后。每年6月，会有很多家长来问我，吃什么可以帮助孩子缓解压力，以更好的状态面对学习和生活。

在面对压力的状态下，身体会分泌大量的压力激素皮质醇。长期处于这种状态，血压和血糖会缓慢上升，消化系统、免疫系统容易受到影响，出现胃不舒服、经常生病的情况。在这种情况下，我们身体对于一些营养素的需求也会相应增加。

5个建议，帮助大脑活力待机24小时

1. 重视主食，适当全谷物

用粗加工的全麦谷物、杂粮、杂豆替代部分精白米面制品，可以增加B族维生素的摄入，帮助缓解紧张焦虑情绪。而且全麦谷物、杂粮和杂豆等粗加工主食，相比精白米面制品可以更缓慢、持续地提供热量，维持体力，保持高压力下的学习状态。

2. 适宜的优质蛋白

保证饮食中优质蛋白的摄入，每天1个鸡蛋、2杯牛奶，常吃大豆及其制品。午餐和晚餐都要有动物来源的蛋白质，如猪肉、牛肉、鸡肉、鸭肉、鱼虾等，可以替换着吃。一般富含优质蛋白的食物含有的钙、铁和B族维生素也更多。

3．多吃绿叶菜、豆类

新鲜蔬果中含有大量的维生素和矿物质，比如镁、维生素C等。每天摄入500克蔬菜，绿叶菜占一半以上，再加上1～2种水果。另外，蔬果中含有丰富的膳食纤维，可以减缓食物的消化速度，让食物的营养更好地被吸收利用，同时，也能预防和缓解便秘。

4．均衡饮食，每餐尽量丰盛

均衡饮食就是保证三餐都要有谷类、富含优质蛋白的食物和蔬菜。

谷类可以提供丰富的碳水化合物，迅速给大脑提供葡萄糖，帮助思维活动。富含优质蛋白的食物包括鸡蛋、牛奶、鱼虾、畜禽肉和大豆类。蔬菜每天可选择不同颜色和种类，保证每餐可以吃到1～2种，一天尽量保证摄入500克蔬菜。同时也要注意清淡少油，避免太多大鱼大肉增加胃肠道负担。

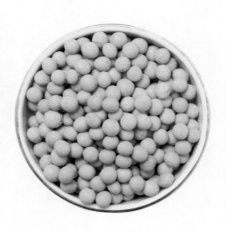

5．多喝水

研究发现人体摄入水分不足会影响记忆力、专注力、决策力，因此保证水分充足可以帮助大脑保持良好的状态，也能缓解压力。学龄儿童每天大约需要额外饮水800～1400毫升，根据年龄不同有所增减，一个普通的玻璃杯为150～200毫升，也就是要喝5～6杯水。

此外，充足的睡眠可以让大脑获得休息，也是缓解压力的重要方式。千万不要为了学业和分数，过度熬夜。

知识加油站

　　大脑在高度紧张状态下，对氧和营养素的需求比平时更大。

- 蛋白质：优质蛋白是人体组织器官、细胞的重要组成成分，尤其是频繁用脑的学生，对优质蛋白的需要量也会增加。另外，压力状态下，抵抗力也容易下降，充足的优质蛋白有助于维持免疫健康。
- B族维生素：大脑活动高度紧张状态下，水溶性维生素的消耗会增加，补充充足的B族维生素可以预防和缓解焦虑。可以试试用全麦谷物、杂粮、杂豆替代部分精白米面制品。
- 镁：镁元素可以调节神经肌肉的收缩，缓解焦虑和紧张。新鲜蔬果、全谷物、豆类、奶制品都是镁的良好来源。

4 吃什么可以帮助孩子睡得香

睡眠对孩子至关重要，睡眠不足是学龄儿童发生超重和肥胖的重要因素，同时也会造成上课注意力不集中、记忆力下降、学习效率降低等不良后果。睡眠不足还会增加很多慢性病的发病率，比如糖尿病、代谢综合征等。

> **知识加油站**
>
> 2021年，教育部办公厅印发《关于进一步加强中小学生睡眠管理工作的通知》，对学生的必要睡眠时间、学校作息时间、晚上就寝时间等3个"重要时间"做出明确要求。
> - 睡眠时间：小学生每天睡眠时间应达到10小时，初中生应达到9小时，高中生应达到8小时。
> - 学校作息时间：小学上课时间不早于8:20。中学不早于8:00，学校不得要求学生提前到校参加统一的教育教学活动。
> - 晚上就寝时间：小学生就寝时间一般不晚于21:20；初中生一般不晚于22:00；高中生一般不晚于23:00。

这些营养素对睡眠有帮助

1. 色氨酸

色氨酸是一种人体无法自己合成的必需氨基酸，因此只能通过食物获得。它可以用来合成血清素，然后进一步在人体内合成褪黑素，帮助调节睡眠。因此色氨酸丰富的食物有助于促进睡眠。牛奶、奶酪、燕麦、香蕉、鸡蛋、黑芝麻、花生等食物都是色氨酸的良好来源。

2．钙

钙是人体中含量最多的矿物质，除了可以维持骨骼健康，也对睡眠有帮助。钙摄入不足可能与入睡困难有关，还可能会导致失眠、易怒等情况。

富含钙的食物主要有奶及奶制品，绿叶蔬菜（油菜、小白菜、羽衣甘蓝、菠菜等），大豆及其制品、带骨鱼虾等，这些食物也是孩子健康饮食的重要组成部分。

3．镁

镁离子对人体有很重要的作用，可以调节神经肌肉的收缩功能。一些研究发现，镁离子还可以帮助改善睡眠状态，舒缓紧张，缓解焦虑。

镁天然存在于许多食物中，新鲜的蔬菜、全谷物、水果、豆类、奶制品等都是镁离子的良好来源，比如菠菜、西蓝花、羽衣甘蓝等深色的蔬菜，南瓜子、芝麻、杏仁等。

4．铁

铁是人体生长发育所必需的矿物质，可以制造血红蛋白。铁缺乏及缺铁性贫血可能会导致虚弱、疲倦、精力不足，也会增加夜醒次数。

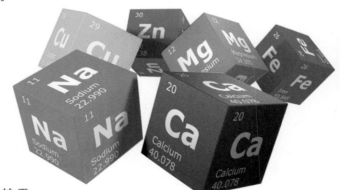

因此，青春期孩子尤其需要注意预防缺铁性贫血和铁缺乏的情况，日常保证血红素铁含量丰富的红肉的摄入。植物性食物中含有非血红素铁，吸收利用率不高，建议搭配畜禽类、海鲜、富含维生素C的食物一起吃，可以促进铁吸收。

5. 锌

锌存在于全身细胞中，有助于维持免疫系统健康，帮助伤口愈合，维持味觉和嗅觉的正常功能。锌缺乏或摄入不足，可能与睡眠时间较短或不足有关。锌存在于很多食物中，牡蛎、牛肉等都是富含锌的食物，且吸收利用率较高，可以更换着吃。

6. 硒

硒摄入不足与入睡困难有关。硒存在于很多天然食物中，比如海鲜、畜肉、禽肉、蛋类、奶制品、谷物和坚果中。硒对免疫调节也有着很重要的作用。

7. B族维生素

B族维生素是一大类维生素，它们是很多神经递质所需的营养物质。其中维生素B_2可以帮助消除烦躁不安，改善入睡困难，缺乏时容易造成疲倦、虚弱。维生素B_6可以协同制造血清素，有助褪黑素的形成。

全谷物、杂豆含有比较丰富的B族维生素，尤其是完整的燕麦、胚芽、胚乳、麸皮等。可以适当添加到孩子的膳食中，对改善睡眠有益。

不可不知的睡眠"饮食杀手"

1. 咖啡因

咖啡可以提神醒脑，起主要作用的是咖啡因。咖啡因在体内的半衰期是4~6小时，也就是说喝完咖啡4~6小时后，体内还有一半的咖啡因。如果要全部代谢完，则需要2倍的时间。

对咖啡因比较敏感的人，应该尽量避免摄入咖啡或其他含有咖啡因的食物和饮料，包括咖啡、浓茶、可乐、可可、黑巧克力等。

2. 酒精

喝酒并不能助眠，反而会对睡眠造成影响，因为它虽然可能让你入睡更快，但会降低睡眠质量，减少深度睡眠的时间，甚至增加夜醒次数。

学龄儿童应该充分认识到饮酒的危害，不尝试饮酒，不喝含酒精饮料。与成年人相比，儿童的发育尚未成熟，对酒精的耐受力差，容易发生酒精中毒及脏器损害。儿童的大脑仍处于发育阶段，酒精摄入可导致神经发育受阻，影响认知和行为，导致学习能力下降。

3. 精制糖和高脂肪

精制碳水化合物和高脂肪的食物摄入过多，会影响总睡眠时间，导致睡眠不足。相对来说，蛋白质含量较高的饮食对提高睡眠质量有帮助。

所以，应该避免饮食中摄入太多精加工主食、糕点以及快餐、甜饮料等。

建议晚餐多以全谷物、蔬菜、健康的鱼禽肉等作为主要食物。比如：糙米饭、清蒸鲈鱼、芦笋炒虾仁、紫菜蛋汤；红薯饭、糖醋小排、清炒菠菜、番茄鱼片汤；红烧牛腩面、白灼芥蓝等。

知识加油站

睡前喝牛奶可以助眠吗？

不一定。

一直以来都有牛奶助眠的说法，因为牛奶中含有丰富的色氨酸，可以在体内转化成血清素和褪黑素，帮助调节睡眠。但其实牛奶中色氨酸的含量并没有特别高，至少没到可以发挥助眠作用的程度，更多的可能是心理安慰作用。

国外有研究发现，比起睡前喝牛奶，总体均衡饮食及健康的生活方式，更有助于良好的睡眠。

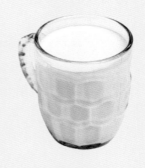

健康睡眠的5条小贴士

1．保持作息规律

生物钟的节奏如果被打乱，不利于睡眠的质量。因此，建议固定孩子每天上床睡觉和起床的时间。

2．创造舒适的环境

不要在卧室进行其他活动，比如看电视、玩手机、听歌、看剧等。尽可能让卧室只保留睡眠的功能，同时保持安静、干净、整洁，睡前关灯，换上遮光性好的窗帘等。保持卧室相对凉爽，18℃左右是比较合适的温度。

3．睡前别喝太多水

喝太多水容易导致夜间频繁起夜而打断睡眠，所以睡前避免喝太多液体，最好睡前1小时内不要喝水。

4．规律运动

规律运动有助于保持良好的心情，也对睡眠质量的改善有帮助。每天保证孩子至少有60分钟的中高强度身体活动，最好在有自然光的环境下活动。但运动时间不可离睡觉时间太近，否则可能因为体温升高而影响入睡。

5．睡前避免使用电子设备

睡前30分钟避免使用电子设备，电子屏幕发出的蓝光会抑制褪黑素的分泌，更容易造成入睡困难。

5 进入青春期，有些营养健康问题早知道

青春期是个体生长发育最快的阶段，身高和体重快速增加，第二性征开始发育，男女生体型有了巨大差异，且受遗传、环境等因素的影响。女孩的青春期通常比男孩早2年。青春期儿童的生长速度达到第二个高峰，新陈代谢速度加快，需要的营养物质也明显增加。

青春期同时也是饮食问题的高发时期，不吃早餐、挑食偏食、盲目减肥等情况层出不穷。处于青春期的孩子身心都经历着巨大的变化，更有可能在饮食上出现问题，家长一定要格外注意。

超重或肥胖

青春期不恰当的饮食习惯、可自主选择食物、更便捷的食物获取、体力活动不足等都可能会导致热量摄入超标，造成超重或肥胖。

超重或肥胖还可能会导致性早熟，甚至影响成年期身高，增加心血管疾病以及血脂异常、高血压、糖尿病的发病率。

以下建议有助于预防超重或肥胖。

1 规律一日三餐，减少外食频率

多和家人在家吃饭，增加蔬菜、膳食纤维的摄入量。在家吃饭可以减少接触含糖饮料的概率，提高高钙食物、水果、蔬菜的摄入量。同时还能增加孩子与父母之间的交流，对亲子关系有良好的促进作用。

2 合理选择零食，减少添加糖摄入

糖果、甜饮料、巧克力、油炸食品等大多含有过高的糖分和脂肪，建

议青少年控制这些食物的摄入，减少额外脂肪的摄入。

3 增加体育活动，减少静坐时间

规律的体育活动、充足的睡眠有助于维持健康体重。学龄儿童每天应累计进行至少60分钟的中高强度身体活动，以全身有氧活动为主。每周至少3天的高强度身体活动，如打篮球、骑自行车、踢足球、游泳、跳绳等。养成每天运动的习惯，培养自己的运动喜好，鼓励至少掌握一项运动技能。此外，还可以参与家庭整理、爬楼梯代替坐电梯、自己收拾玩具整理房间、跟家人散步等。

减少静坐的时间，每天使用手机、看电视或视频的总时间应该在2小时以内，越少越好，连续时长不超过60分钟。

盲目节食，营养不良

青春期的少男少女格外关注自己的形象，常常把"节食""减肥""瘦身"挂在嘴上。但容易因为盲目减肥、过度节食、限制饮食等危害自己的健康，出现蛋白质、维生素、钙、铁、锌、碘等营养素的缺乏，甚至引起内分泌紊乱等一系列问题。

对于已经超重或肥胖的孩子，应该先分析超重或肥胖的原因，在营养师和医生的指导和建议下，纠正不良的饮食习惯。比如规律一日三餐、每天吃早餐、合理选择零食、减少外食、少喝或不喝甜饮料、多吃新鲜蔬果、增加体力活动来达到健康体重。

缺铁性贫血

青春期女生是缺铁性贫血的高发群体，需要特别留意。缺铁性贫血可能会造成疲乏无力、困倦嗜睡、注意力不集中、食欲减退、抵抗力降低等情况，严重时还会影响生活学习，损害认知。

6 孩子性早熟，怎么办

很多家长来看营养科门诊时，总会问自己的孩子是不是性早熟，哪些食物会引起孩子性早熟。那么性早熟究竟怎样判断？真的和饮食有关吗？

性早熟的这些症状，要早认识

通常性早熟指的是女童8岁前、男童9岁前出现第二性特征发育，或女童10岁前出现月经初潮。女孩性早熟发生率是男孩的5～10倍。

一般来说，孩子如果出现下面这些症状，就表明可能为性早熟，需要及时就医。

男童9岁前	女童8岁前
● 长胡须	● 出现腋毛
● 喉结	● 乳房发育，有硬块（胀痛）
● 睾丸及阴茎增大，出现阴毛	● 来月经

性早熟如果不及时治疗，会导致骨骼发育过快、生长周期缩短，影响成年期身高，还会引起一系列心理问题，需要引起家长的重视。

这些食物跟性早熟没关系，不背锅

○ 鸡肉

很多人认为"养殖鸡的周期太短""速成鸡的饲料里有激素"。事实上，养殖周期短的白羽鸡是一种优选品种，吃的也是科学配方饲料。在现代养殖场里，只要做好疫病防控工作，可以达到最大的经济效益。"速成鸡"是科学育种和养殖的结果，不会导致性早熟。

○ 水产品

有传言，"淡水养殖的鱼虾蟹，会在饲料里添加激素、避孕药等"。事实是水产养殖户们根本不会投放避孕药，因为这需要额外花钱。国家对水产养殖使用的药物也有明确规定，只要是正规渠道购买的水产品，完全不用担心。

○ 豆制品

大豆及其制品营养丰富，其中的大豆异黄酮具有雌激素样作用，但植物激素并不等于人体激素，不会导致性早熟。大豆制品是优质蛋白的良好来源，如果宝宝不爱吃荤菜，可以经常吃点大豆制品补充优质蛋白。

○ 反季节蔬果

反季节蔬果，是因为先进的物流、仓储、种植等条件使蔬果在非适合的季节也能种植，这和激素、性早熟没必然联系。植物生长所需要的植物激素也是植物生长调节剂。植物生长调节剂是人工合成的与植物激素具有类似生理和生物学效应的物质，在农业生产上可以有效调节作物的生长过程，达到稳产增产、改善品质、增强作物抗逆性等目的。按照登记批准标签上标明的使用剂量、时期和方法，使用植物生长调节剂对人体健康不会产生危害。

引起性早熟的危险因素是这些

1 含糖饮料

常见的含糖饮料包括碳酸饮料、果汁、奶茶、乳酸菌饮品等，这些饮料中的糖分含量惊人。比如一罐330毫升的可乐里，就含有35克的添加糖，已经远超儿童每日添加的摄入上限糖25克。建议3岁以上的孩子每天添加糖摄入量控制在50克以内，最好控制在25克以内。

2 保健品

流行病学调查表明：保健滋补品是儿童性早熟的危险因素。

保健品里的成分复杂，有些辅料里含有大量糖分，不可给孩子乱吃。大多数营养滋补品，比如人参、燕窝、牛初乳、蜂王浆、蜂胶、蛋白粉等，富含促性腺激素样物质，容易诱发儿童性早熟。

日常生活中，均衡饮食是第一位的，即使需要补充剂，也应该科学选择，千万不要盲目乱补。

3 吃太多肉

有研究表明，儿童时期动物蛋白的摄入可能和青春期早期启动有关，肉类摄入量过多的孩子，青春期可能会提前。

肉类是优质蛋白的重要来源，也是饮食的重要组成部分，但也要适量，尤其是脂肪含量高的畜禽肉。

4 环境内分泌干扰物

不少研究表明，性早熟和环境内分泌干扰物有关。比如生活中可能接触到的化学添加剂、农药、重金属等，可能会干扰体内激素的合成、释放、转运和代谢过程，从而对生殖系统和发育带来影响。

生活中大量使用塑料制品包装食物，就是环境内分泌干扰物的典型代表。大名鼎鼎的增塑剂邻苯二甲酸酯，对生殖系统就具有蓄积毒性。

5 超重/肥胖

超重和肥胖儿童更容易发生性早熟，尤其是女孩。肥胖程度越高，性早熟的发生概率越高。

我们身体里的脂肪细胞不仅可以储存能量，还可以分泌多种激素，包括瘦素、脂联素等。其中瘦素与能量代谢、性发育密切相关，瘦素可能是启动青春期的信号，在性早熟的发生发展中起重要作用。

面对越来越高发的性早熟问题，作为家长，除了了解一些饮食相关知识，做好预防，也要关注孩子生活的方方面面，比如减少一次性塑料用品的使用、保证充足的睡眠、避免接触成人用化妆品、保证适量的户外活动。另外，维持家庭环境的和睦融洽也对预防儿童性早熟非常重要。

7 跟我做 | 营养快手盖浇饭

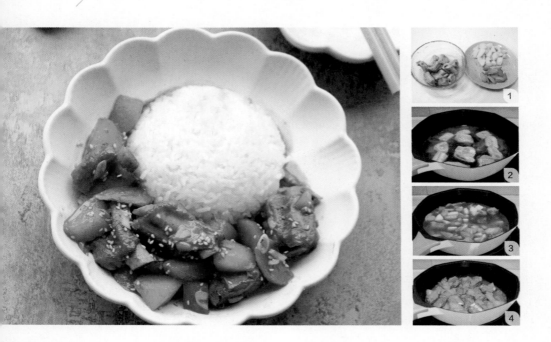

土豆焖排骨盖浇饭

食材 | 排骨200克，胡萝卜50克，土豆、熟米饭各100克，姜片、冰糖、白芝麻、葱花各适量。

步骤 | 1. 排骨、姜片一起下锅焯水后捞起；土豆、胡萝卜洗净、去皮，切小块备用。

2. 锅内倒入适量食用油，开火放一小块冰糖，煮化后放入排骨，炒上色，加水没过排骨。

3. 水开后小火慢炖40分钟，中间加入胡萝卜块和土豆块。

4. 再炖40分钟后开盖，大火收汁，撒上葱花、白芝麻即可出锅，搭配米饭即可。

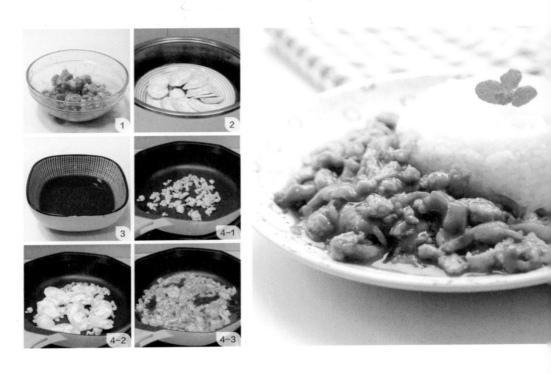

茄子肉末盖浇饭

食材 ｜ 猪瘦肉50克，茄子1根，熟米饭100克，盐、淀粉、无添加番茄酱、酱油各适量。

步骤 ｜ 1. 猪瘦肉洗净，剁成末，加少量盐、油、淀粉，搅拌均匀，腌制一会儿。

2. 茄子洗净，切小段，上锅蒸10分钟。

3. 番茄酱中加酱油、水和淀粉，搅拌均匀制成酱汁。

4. 锅内倒入适量食用油，先煸炒肉末至变色，然后倒入蒸好的茄子翻炒，加入调好的酱汁，煮至入味，盛出搭配米饭即可。

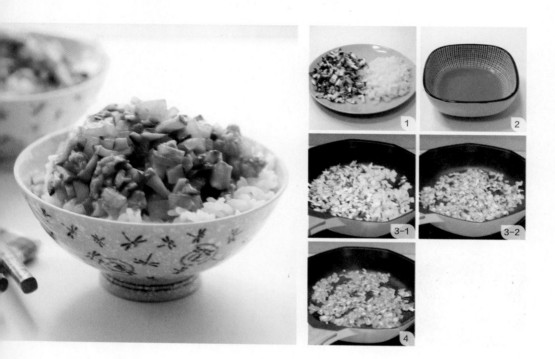

香菇肉末盖浇饭

食材 | 鲜香菇4朵，去皮冬瓜4片，熟米饭80克，肉末50克，无添加番茄酱、淀粉各适量。

步骤 | 1. 香菇、冬瓜洗净，切丁备用。

2. 番茄酱、淀粉中加入少量水，搅拌均匀制成酱汁。

3. 锅中加入少量植物油，加入肉末，小火炒散至变色，加入香菇丁炒软后加入冬瓜丁，继续翻炒2分钟。

4. 加入小半碗清水，水开后盖盖焖煮2分钟，倒入调好的酱汁，拌匀后煮开，盖在米饭上即可。

该怎么合理地
给孩子吃零食

Part 5

1 给孩子吃零食，这几点很重要

很多人认为像薯片、糖果、巧克力这些才是零食。其实不然，根据《中国学龄儿童膳食指南》中的定义，零食是指一日三餐以外吃的所有食物和饮料，不包括水。

孩子在两餐之间吃少量、合适的零食，可以为其学习和生活提供充足的营养和热量，是对日常膳食有益的补充。

选对零食

怎样给孩子选择零食，怎么正确地吃零食，是很多家长关心的。这里有几条选择零食的原则，分享给大家。

 优选奶制品、水果、蔬菜和坚果

蔬果、奶类和坚果是平衡膳食的重要组成部分，但从实际摄入量来看，孩子们吃得不太够。因此，可以把这些食物作为零食，补充一天的营养需求。

各类零食选择参考

种类	可经常食用	适当食用	限量食用
果蔬类	所有新鲜天然的蔬果	经过加糖加盐处理的果蔬干	经腌制的蜜饯、水果罐头等
奶及奶制品	全脂牛奶、酸奶、低脂牛奶/酸奶	奶酪、调味酸奶、含糖奶片等	乳饮料、奶油、黄油、炼乳、冰激凌等

续表

种类	可经常食用	适当食用	限量食用
谷薯类	煮玉米、全麦面包、纯燕麦片等，蒸煮烤的红薯、紫薯、山药等	苏打饼干、爆米花、蛋糕等，含糖的红薯干、调味的土豆泥等	方便面、蛋糕、夹心饼干等，炸薯片、炸薯条等
肉蛋类	鸡蛋、鸡肉、鱼虾等	卤蛋、火腿、培根、牛肉干等	炸鸡、汉堡、热狗等
大豆及豆制品	原味豆浆、豆腐花、原味豆腐干等	甜豆浆、咸豆浆、卤豆干等	油豆腐、臭豆腐等
坚果	核桃、榛子、巴旦木等原味坚果	椒盐坚果、糖浸坚果等	无

② 少吃高盐、高糖、高脂及含反式脂肪酸的食品

儿童长期吃高盐、高糖和高脂肪食物可增加发生肥胖、血脂异常、心脑血管疾病、糖尿病和骨质疏松症等疾病的风险。此外，高糖零食还是引发龋齿的危险因素。

薯片、可乐、奶茶、糖果、薯条、鸡米花、冰激凌、烧烤串、蛋挞、棉花糖、蛋黄派等，都不建议作为零食经常给孩子吃，更不能替代正餐。

③ 不喝或少喝含糖饮料

含糖饮料是指在饮料制作的过程中人工添加糖，且含糖量在5%以上的饮料。对于孩子来说，含糖饮料是添加糖的重要来源。摄入过多添加糖会导致口味变重，增加超重肥胖的发生风险。

千万不要让孩子养成喝含糖饮料的习惯，更不能用饮料替代白开水。如果实在无法避免，也建议选择低糖产品，并加水稀释，尽可能减少糖分的摄入。

总结

总之，健康的小零食应该低脂、低盐、低糖、无反式脂肪酸，最好是纯天然食物。

吃对零食

1 正餐为主，少量零食

给孩子吃零食是有必要，但零食的量不应该影响正餐。千万不要主次颠倒，觉得孩子没有好好吃饭，就给予过多的零食作为弥补。可以在两餐之间适当吃少量零食，通常与正餐间隔1.5 ~ 2小时。

2 安静进食，防止呛咳

吃零食的时候不建议边看电视边吃，或是边玩耍边吃。孩子说话、跑跳、哭闹时进食非常容易造成食物进入气管，发生呛咳，增加窒息的风险。在给孩子选择零食时，也要注意零食的大小、质地、软硬度，选择适合孩子吞咽的食物。

果冻等凝胶状食物不慎吸入气管后不易取出，不适合2岁以内的婴幼儿。即使是大孩子，在吃一些材质较硬、体积较大的食物，比如花生、瓜子等时，也要细嚼慢咽。

3 保持口腔卫生，睡前不吃零食

避免在临睡前给孩子吃零食，因为这不仅会影响消化吸收，还会影响孩子的睡眠，并增加龋齿风险。

口腔卫生习惯应该从学龄前儿童时期就开始培养，不仅要让学龄前儿童养成早晚刷牙的习惯，还要养成吃完食物后漱口的习惯。淀粉含量高的零食容易在牙齿上和口腔里残留残渣，如果不及时清理，在细菌作用下会形成牙菌斑，导致龋齿。建议睡觉前1小时内不吃零食。

2 / 让孩子爱上健康零食的6个方法

① 把健康零食放在孩子容易拿到的地方

把健康零食放在孩子方便取够的地方，并用健康零食取代不健康的零食，让孩子养成优选习惯。

② 用健康食物装满冰箱

提前在家里准备一些健康食材，洗洗切切就能生吃的蔬菜，如黄瓜、小番茄、彩椒等；直接可以食用的水果，如蓝莓、草莓、西梅等；或是稍加处理就可以吃的食材，如南瓜、红薯等；还有奶酪棒、原味酸奶等。

③ 让孩子自己动手制作

让孩子参与零食的制作，会让他们意识到自己的价值，获得更多自我认同。可以让孩子做一些简单的操作，比如撕生菜叶、搅拌混合物、揉面团、拿鸡蛋、称量食材、拿取物品等。

也可以赋予"零食时间"更多意义，比如周末在家一起做棒棒糖，这能让孩子了解棒棒糖是怎么做出来的，同时也是一段高质量的亲子时光。

④ 给孩子选择的权利

通常都是家长替孩子决定什么可以吃、什么不可以吃。可以试着把选择的权利交还给孩子，罗列一些健康零食，让孩子自己决定吃哪一个，这样他们会更认可自己做出的决定，也更容易接受这些健康零食。

⑤ 允许偶尔的放纵

偶尔的放纵不会将平时的努力毁于一旦，孩子在一些需要吃不健康食物的社交性活动中，获得的情感益处远远大于吃几次"垃圾食品"的危害。所以在一些特殊场合，可以给孩子提供一些糖果或甜点，注意吃的量就行。比如可以给一小颗而不是一整包糖，可以给一小杯而不是一整瓶饮料，这样并不会减少吃零食带来的快乐。

⑥ 让孩子忙碌起来，提供多种选择

有时孩子想吃零食通常是在他觉得无聊时，吃东西似乎是唯一可以做的事儿。所以可以让孩子忙碌起来，比如去户外玩耍、跟小伙伴一起做游戏、画画、阅读等，以此来替代无聊的"零食时间"。

3 "垃圾零食"的正确吃法

其实，从营养学角度来说，没有"真正垃圾的食物，只有垃圾的吃法"。相比盲目回避，我们更应该了解这些食物存在健康风险的原因。不健康的食物往往是因为调味、烹调或制作方法不当。常见的"垃圾食品"经过一番聪明的替换，也可以吃得很健康。

○ **膨化食品的健康替代**

全麦面包、煮玉米、烤红薯、蒸紫薯等粗粮，既可以提供碳水化合物和热量，又可以提供膳食纤维、维生素和矿物质。

○ **盐焗坚果的健康替代**

原味坚果是蛋白质、多不饱和脂肪酸、维生素E、B族维生素、矿物质的良好来源。适量吃原味坚果，有助于心血管健康。厨艺好的妈妈也可以自己在家给孩子做一些坚果酥、坚果棒。

○ **乳酸菌饮料的健康替代**

无糖或低糖酸奶、纯牛奶、鲜奶都是优质蛋白和钙的良好来源，也可以提供丰富的脂溶性维生素。如果喜欢水果风味，可以自己加入芒果、香蕉、牛油果，保留水果颗粒或是料理机打碎都可以达到非常不错的口感。

○ **蔬果汁的健康替代**

新鲜完整的水果是最好的选择。如果孩子不爱喝淡而无味的白开水，可以把五颜六色的蔬果切块放入水中浸泡4~6小时，让淡而无味的白开水变得有点儿滋味，让喝水变得令人期待。

4 这些"网红零食"并不适合孩子

巧克力：3岁前不建议吃，3岁后也要少吃

根据牛奶含量、可可含量、糖含量的多少，巧克力一般分为黑巧克力、牛奶巧克力、白巧克力。

选择巧克力时要注意看配料表，避免选择含代可可脂的产品。总体来说，巧克力是典型的高糖、高脂食品，颜色越浅，糖分含量越高。即使是现在一些不含蔗糖的巧克力，用了不产生热量的代糖，依然避免不了高脂肪的问题，所以要尽量少吃。

知识加油站

很多家长不给孩子吃巧克力，是担心咖啡因会影响孩子健康。

美国的一项研究表明：儿童摄入的大部分咖啡因来自含咖啡因的饮料，如能量饮料，而不是巧克力。

欧洲食品安全局认为，对于儿童来说，只要每天每千克体重摄入的咖啡因不超过3毫克，则无须担心。

加拿大公共卫生署建议：12岁以下儿童的每日最大咖啡因摄入量不应超过2.5毫克/千克体重。

以一个3岁、体重15千克的孩子举例，咖啡因按照2.5毫克/千克体重计算，只要不超过37.5毫克就是安全的。

以牛奶巧克力每28克含有7毫克咖啡因计算，每天吃牛奶巧克力的量不超过150克就是安全的。所以，单从咖啡因的角度，3岁以上的孩子偶尔吃一小块巧克力不用特别担心。

云蛋糕：不适合作为常规早餐

云蛋糕富有弹性，吃起来松软绵密，保质期长，很多家长会把它作为孩子和自己的早餐。但我并不推荐，理由如下。

- 钠含量过高。每100克云蛋糕就含有354毫克的钠，对于1~3岁的孩子来说，每天的钠适宜摄入量为700毫克，吃一块云蛋糕就达到一半的量了。
- 脂肪含量太高，饱腹感强，影响其他食物的摄入。
- 糖分含量太高，不仅会增加龋齿的风险，也有可能导致超重或肥胖。
- 含有过多的食品添加剂。

奶片：选好了才补钙

很多人的童年都有吃奶片的经历，但很多奶片里不但没有奶，还含有很多糖，甚至可能含有反式脂肪酸。奶片里隐藏的健康风险请了解一下。

植脂末 植脂末由氢化植物油、葡萄糖浆、二氧化硅等成分组成。由于溶解性好，粉末外观和奶粉类似，冲调形成的液体也和牛奶类似，常被用作牛奶和奶粉的廉价替代品。但是植脂末几乎不含蛋白质，还可能含有反式脂肪酸、饱和脂肪酸。

添加糖 绝大多数奶片会添加大量添加糖。咀嚼含糖的奶片后，颗粒物质会牢牢吸附在牙齿、牙缝表面，持续侵蚀牙釉质，增加龋齿风险。如果孩子长期食用，可能会影响健康。

5 别被"无糖零食"给骗了

很多妈妈都知道，1岁内孩子的饮食不加糖、不加盐，1岁后也应该尽量少吃糖。因此，在给孩子选择零食时，除了天然食物以外，会尽量挑选配料表里没有糖的产品。但有些零食虽然没有加糖，也不推荐孩子吃。

"无糖"不等于不甜

一些零食的配料表虽然没有"白砂糖""蔗糖""葡萄糖"等成分，但有"异麦芽酮糖醇""甜菊糖苷""三氯蔗糖""赤藓糖醇"的身影。它们不属于真正的糖，但是吃起来是甜的，属于甜味剂，也被称为代糖。

甜味剂的出现，既给了商家宣传"无糖"的卖点，也满足了消费者想吃甜味又想控制热量的需求。但是孩子能吃吗？

多大的孩子可以吃添加甜味剂的食物

甜味剂的大家族可以分为两大类：营养性甜味剂和非营养性甜味剂。

营养性甜味剂也就是糖醇，当与蔗糖甜度相当时，其热量远低于蔗糖。常见的有赤藓糖醇（无糖饮料里很多）、甘露糖醇、木糖醇（口香糖里常常见到）、麦芽糖醇、山梨糖醇、乳糖醇等。

糖醇分天然来源和人工合成，比如赤藓糖醇和甘露糖醇是天然来源的糖醇，木糖醇、麦芽糖醇、山梨糖醇、乳糖醇均属于人工合成的糖醇。目前，营养性甜味剂是食品里最常用的甜味剂。

非营养性甜味剂也可以细分为天然和合成两类。

天然来源是从植物中提取，安全性高，常见的有甜菊糖苷、罗汉果糖苷和甘草酸铵等。

人工合成的安全性方面有待评估，但是甜度非常高。常见的有糖精钠、阿斯巴甜、安赛蜜、纽甜和三氯蔗糖等。

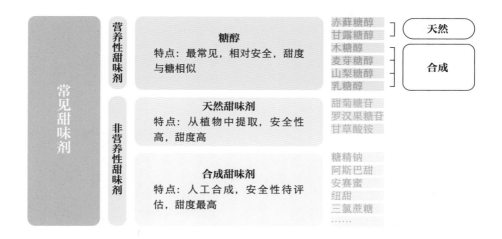

目前，我国规范使用的甜味剂有十多种，有甜菊糖苷、糖精钠、甜蜜素、阿斯巴甜、安赛蜜、木糖醇、麦芽糖醇等。但儿童在选择含甜味剂的食品时要谨慎。

所有的甜味剂在允许使用之前，都要经过严格的安全性评价，达到安全标准才会允许使用。所以，只要是批准使用的甜味剂，用量合理就是安全的，不会对人体产生危害。另外，有的甜味剂能帮助预防龋齿，还能帮助特定人群（如肥胖者、糖尿病患者）控制热量，调节血糖。

根据我国《儿童零食通用要求》，不得在婴幼儿食品中添加食品添加剂，包含甜味剂。目前来说，甜味剂存在未知的影响健康的可能性，因此对于儿童这类特殊人群最好慎重选择。

6 跟我做 | 营养小零食

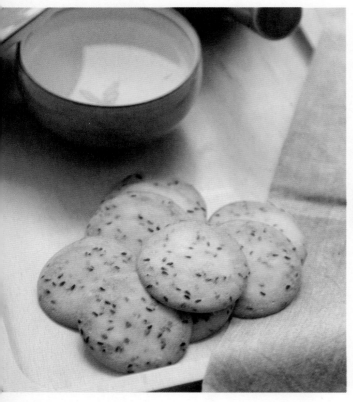

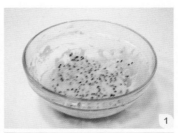

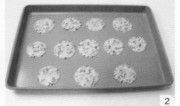

芝麻薄脆饼

食材 | 鸡蛋 1 个，玉米油20克，低筋面粉25克，白糖、芝麻各5克。

步骤 | 1. 用打蛋器将鸡蛋、玉米油、白糖混合搅拌至无结块状态，加入低筋面粉和芝麻，搅拌均匀，装入裱花袋。

2. 将面糊挤入烤盘，压薄。放入160℃预热好的烤箱中层烤15分钟，饼干边缘呈金黄色即可。

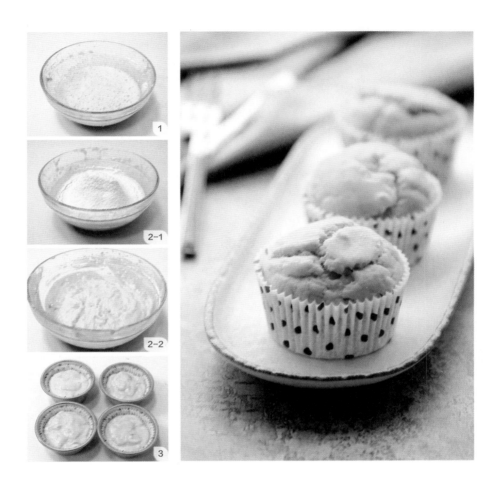

香蕉麦芬蛋糕

食材 | 鸡蛋1个，香蕉120克，低筋面粉100克，白糖3克，牛奶30克，玉米油15克，泡打粉2克。

步骤 | 1. 香蕉去皮，用勺子或叉子将香蕉在碗里压成泥，加入鸡蛋、白糖、牛奶和玉米油，搅拌均匀。

2. 碗里筛入低筋面粉和泡打粉，用刮刀翻拌均匀，直至看不到面粉颗粒。

3. 烤箱180℃预热，将面糊倒进纸杯，放入烤箱，中层上下火180℃烤25分钟左右即可。

长高诀窍
请收好

高诀窍

请收好

Part 6

1 影响长高的4大因素

人的身高，主要是头骨、脊柱和下肢骨加起来的长度。其中头骨和脊椎骨增长缓慢，所以长高主要靠下肢骨的发育生长。长骨按其部位分为骨干和骨骺，在骨骺和骨干之间的软骨是骨骺软骨，骨骺软骨细胞分裂增殖逐步骨化，在未完全骨化前，可以不断增长，人就随之长高了。

这个过程中，有一个很关键的激素，就是生长激素。它可以刺激软骨细胞不断地分化增殖，从而使身高增长。成年以后，骨骺软骨全部骨化，骨干与骨骺连成一体，骨骼完全钙化，人的长高也就停止了。总之，长高要趁早。

遗传

基因决定了宝宝身高的上限和下限，遗传会影响宝宝最终身高的70%～80%。宝宝到底能长多高呢？很多家长都关心这个问题。可参考以下公式根据父母的身高，简单估算宝宝的身高。

○ "2岁乘2" 身高预测法

儿童生长发育过程中，出生后一年内身长的发育主要受孕妈妈营养状态以及胎儿在子宫内的环境影响，此时的身高与成年后身高的相关系数只有0.25。

孩子2岁左右的身高与成年身高的关系更大；2～10岁，二者相关系数为0.8左右，所以适合用这个阶段的身高来预测成年后的身高。女孩子比男孩子发育快一些，可以用18个月的身高来计算。

根据世界卫生组织（WHO）的生长曲线表，18/24月龄孩子的身高正常范围在（**3% ~ 97%**）

◆ 2周岁男孩：**82.1 ~ 93.6**厘米

◆ 18个月女孩：**75.2 ~ 86.2**厘米

大家可以根据孩子这个阶段的身高进行估算。

○ CMH法

对于2 ~ 9岁的孩子，可以用CMH法，这是美国在20世纪70年代创立的预测遗传身高的方法，后引入国内沿用至今。只要知道父母的身高，就可以预估孩子的身高。具体公式如下。

$$男孩身高 = \frac{爸爸身高 + 妈妈身高 + 13}{2} \pm 5（厘米）$$

$$女孩身高 = \frac{爸爸身高 + 妈妈身高 - 13}{2} \pm 5（厘米）$$

另一种计算方法是，父母平均身高+6.5厘米为男孩的预测身高；父母平均身高-6.5厘米为女孩预测身高，在计算的基础上±5厘米同样可以得到一个范围。

比如爸爸170厘米，妈妈160厘米，生了一个男孩，那根据上面两个公式都可以计算得出孩子将来身高范围在166.5 ~ 176.5厘米。

○ FPH法

近几十年来人类的营养状态、生活环境发生了较大变化，有科学家又提出了FPH法。FPH计算比较复杂，但准确度比CMH法高，具体计算方法如下。

$$男孩身高 = 45.99 + 0.78 \times \frac{爸爸身高 + 妈妈身高}{2} \pm 5.29（厘米）$$

$$女孩身高 = 37.85 + 0.75 \times \frac{爸爸身高 + 妈妈身高}{2} \pm 5.29（厘米）$$

我们还是以爸爸170厘米，妈妈160厘米来预测男孩的身高，计算为169.4～179.98厘米。

此外，还可以根据生长曲线平移推测，或是根据骨龄来计算更精确的结果，但需要在专业医生的指导下进行。

睡眠

俗话说"人在睡中长"，人体内很重要的生长激素，是促进长高的主要激素。它呈脉冲式分泌，2～3小时出现一个峰值，在夜间入睡后分泌量增高，并且跟睡眠深度有关，一般在入睡1～2小时后达到高峰。所以，保证睡眠时间和质量非常重要。

不同年龄段宝宝的睡眠时长建议

年龄	睡眠时长	年龄	睡眠时长
0～3个月	14～17个小时	3～5岁	10～13小时
4～11个月	12～15个小时	6～13岁	9～11小时
12～24个月	11～14个小时	14～17岁	8～10小时

运动

运动可以帮助骨骼肌中血液和新陈代谢加速，促进软骨细胞快速增殖，帮助骨骼不断生长。每次10～15分钟中等强度以上的运动会使血液中生长激素的浓度升高。简单来说，运动是刺激生长发育很好的方式。

不同年龄段宝宝的运动建议

年龄	活动项目
0～1岁	在宝宝醒着的时候鼓励他用各种方式活动，比如抬头、翻身、爬行、扶站等，保证每天不少于30分钟
1～3岁	鼓励宝宝户外活动，如走路、跑跳等。每天活动至少3小时
3～5岁	鼓励宝宝多户外活动，强度可以适当增加，比如拍球、快走、跑跳等。每天活动总时间保证3小时，户外活动至少2小时
5～6岁	平衡车、滑板车、青蛙跳、跳房子等
6～12岁	可以尝试游泳、跑步、自行车、跳高、跳绳等，每天至少1小时中高强度运动
12岁以上	尝试一些团队配合运动，如篮球、排球、棒球、羽毛球等

对长高有帮助的是一些跳跃性运动，如跳绳、投篮、蹦床等。想要宝宝长高，可以带他多进行这些活动。

饮食

均衡的饮食对长高至关重要，良好的营养摄入可以很大程度上改善后天身高。每餐都要保证有主食、蔬菜、荤菜的摄入，才能提供充足的碳水化合物、蛋白质、脂肪、维生素和矿物质。

总结 让孩子长高的加分项有均衡饮食、充足的运动及睡眠时间、良好的家庭环境等；减分项有饮食不均衡、性早熟、肥胖、某些疾病、心理压力等。

2 怎么吃孩子才能长得更高

　　在影响孩子身高的后天因素中，营养很重要，而且孩子越小，营养对身高的影响越大。那究竟该怎么吃才能帮助孩子长高呢？

　　在均衡饮食的基础上，要特别注意补充对长高有帮助的营养素。蛋白质、钙、维生素D和维生素A，这4种营养素对长高帮助最大。

蛋白质　蛋白质是人体一切细胞、组织的重要组成成分，也是构成骨骼所需的营养物质。富含蛋白质的食物有奶及奶制品、肉类、大豆及其制品等，其中奶类对孩子的身高影响很大。

孩子1岁后要保证每天1个鸡蛋，2杯牛奶，50～75克肉类。50克肉相当于一巴掌大小、手指厚度。

钙　骨骼中近70%是钙，只有体内的钙质不断增加，骨骼才能不断增长。钙供给不足会影响骨骼的生长，从而影响身高的发育。

含钙丰富食物有奶及奶制品、深绿色蔬菜、大豆及其制品等。

维生素D　维生素D可以帮助人体对钙的吸收，保证骨骼的生长发育。

照射阳光可以促进人体合成维生素D，但是季节、天气、空气污染、所在纬度、肤色等因素都会影响维生素D的合成效率。隔着玻璃、涂防晒霜、打伞晒太阳都没有用。1岁以内的婴儿皮肤娇嫩，不建议太阳直射，容易造成损伤。因此，给孩子补充维生素D最好是通过补充剂的形式。

一般来说，1岁以内的孩子每天需要400IU维生素D。很多家长会纠结1岁后到底补充600IU还是继续400IU。1岁后美国的推荐量是400～600IU，而我国仍然是400IU，所以继续补充400IU就行了。

维生素A 维生素A对促进骨骼发育和维持骨骼的正常形状都起很大作用，其主要食物来源有动物肝脏、蛋黄、富脂鱼类。植物类食物中的β-胡萝卜素在体内可以转化为维生素A，绿叶菜、橙黄色蔬果都是β-胡萝卜素的良好来源。

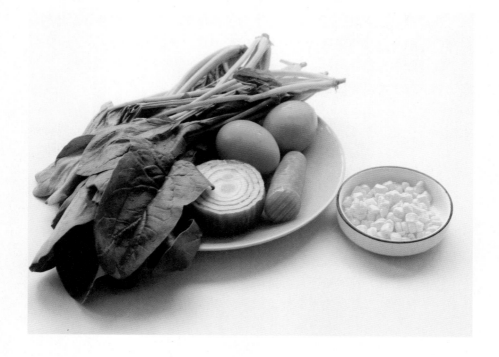

营养加油站 维生素A摄入过多可能会产生蓄积毒性，所以动物性食物来源的维生素A在摄入量上需要小心，如猪肝等，每周吃1次就行，每次大约20克。而植物性食物中的β-胡萝卜素来源就不用担心。

3 抓住长高黄金期，正确理解
4个长高"要点"

想让孩子的身高"胜人一筹"，有两个非常重要的长高黄金期：婴幼儿期和青春期。除了抓住长高黄金期，还有4个长高要点。

知识加油站

- 一般情况下，刚出生的宝宝平均身长为50厘米；出生后第1年增长最快，1岁时约75厘米；第2年身长增长速度减慢，2岁差不多是87厘米。2岁之后每年会再长高7厘米，在4岁到青春期之间，每年至少长5厘米。进入青春期后，身高增长会再次加速，每年会长高8~10厘米。

1 春天是长高的黄金期

都说春季是万物复苏的季节，那么人是不是也同样如此呢？

研究表明：孩子的生长发育有显著的季节性，春季长得最快。主要原因可能是春季的日照时间相比冬季更多、日照强度更大，有利于维生素D的合成，促进对钙的吸收。此外春季随着气温的大幅升高，人体新陈代谢也随之旺盛，血液循环加快，呼吸和消化系统功能加强，生长激素分泌增多，也是对长高有利的因素。

简单来说，春季的温度、光照，身体各系统功能的加强以及生长激素的分泌，让春季成为一年四季里最容易长高的季节。

2 要长高，多补钙和维生素D

说到长高大家都知道要保证孩子饮食中钙的摄入，第一反应就是喝奶。奶确实是钙的良好来源，但想要摄入充足的钙，光喝奶还远远不够。

天然食物中钙的吸收利用率是最高的。日常生活中的补钙食物除了奶制品，还有大豆及其制品、绿叶菜。

3 防肥胖，长得高

摄入超过身体需要的热量和营养，容易造成营养过剩引发肥胖，肥胖后体内过多的脂肪细胞会引起雌激素水平增加，进而导致性早熟。

孩子一旦提前进入青春期，除了体态、生理、心理有明显的改变外，"蹿个儿"可能也提前出现，前期比其他孩子高大，但同时也会让孩子的生长周期缩短，骨骺提早闭合，结果是长得比别人早，但最终身高不高。

4 要长高，睡得好

睡眠对长高很重要，但比起入睡时间，充足的睡眠时长、规律的昼夜规律、高质量的睡眠对于孩子的身高更重要。

虽然生长激素是呈脉冲式分泌的，但分泌的总量在一天中还是比较稳定的。对于入睡时间较晚，或是昼夜规律不稳定的人来说，24小时的生长激素分泌总量是基本一致的。因此，比起强制要求孩子在几点前入睡，保证孩子总的睡眠时长更重要。

当然，每个孩子都是不同的，要判断孩子是否睡得好，还得看他清醒时的精神状态。平时，家长也可以帮助孩子提高睡眠质量。

4 盐对孩子很重要，
但是吃多了长不高

说起长高，大家的第一反应就是好好吃饭，多喝奶，摄入充足的钙。但有个不良习惯，可能会增加钙的流失，影响孩子身高——吃盐太多。

宝宝什么时候可以加盐？加多少

6 月龄 ~ 1 岁内
辅食阶段不建议给宝宝添加任何调味料，包括食盐、酱油、味精、蚝油、豆瓣酱、番茄酱等。这些调味料里含有大量的钠，1岁内的宝宝肾脏尚未完全发育成熟，无法代谢额外添加的钠。

13 ~ 24 月龄
这个阶段宝宝的肾功能逐渐发育成熟，可以代谢一些额外添加的调味料。根据中国营养学会平衡膳食宝塔的推荐，1~2岁的宝宝每天可以额外添加0~1.5克的食盐。

2 ~ 3 岁
根据中国营养学会平衡膳食宝塔的推荐，2~3岁的儿童每天额外添加食盐不超过2克。相当于10毫升酱油、18克蚝油、80克番茄沙司、9克味精。

4~5岁 根据中国营养学会平衡膳食宝塔的推荐，4~5岁的儿童每天最多可以额外添加不超过3克的食盐。相当于15毫升酱油、27克蚝油、120克番茄沙司、15克味精。

1克盐约是黄豆大小　1克盐=400毫克钠　1克钠=2.5克盐

如何从容减少盐摄入

①识别生活中的隐形盐

除了食盐，很多我们常吃的食物或调料其实都是含盐"大户"。

- 酱油、腐乳、酱菜、豆瓣酱、咸蛋、蜜饯等吃起来咸口味的食物。
- 苏打饼干、挂面、面包、油条、冰激凌等吃起来不咸甚至甜口的食物，也是隐形盐的高风险食物。
- 腌肉、熏肉、培根、各种丸子、方便面等速食、肉制品。
- 运动饮料、其他零食等。

②使用控盐勺

《中国居民膳食指南（2022）》建议成年人每天的食盐摄入量不应该超过5克，大概就是一平啤酒瓶盖的样子。使用定量的控盐勺，可以帮助有效控制盐的使用量。

③减少调味料的混合使用

很多家庭在做菜时习惯放了盐，又放生抽、味精、番茄酱等，多种调味料混合后会导致食物中的钠含量大幅上升。因此有宝宝的家庭，在做菜时切记加了酱油别再放味精，加了盐后少加酱油。

④用天然调味食材替代一部分调味料

用番茄替代番茄酱、用菌菇替代味精，用天然食物自带的风味替代人工调味料。还可以用菠萝制作菜肴，让菠萝的酸甜味改变菜肴的风味，让原本需要加盐、酱油等调味料的菜肴减少用量。其他天然的调味料还包括葱、姜、蒜，甚至柠檬等。

⑤ 蔬菜焯水后再炒，肉类蒸熟后再烧

焯水后的蔬菜可以缩短炒制时间，可以避免在焖烧过程中蔬菜吸收大量盐分。

很多家庭做红烧肉时，习惯把肉、酱油、汤等放在锅内长时间焖煮。这样烹制虽然口感更佳，但重口味在不经意间就养成了。正确方法是先将肉蒸熟，然后调配一碗酱汁，将蒸熟的肉和酱汁一起放入锅内，大火翻炒后收汁即可。

⑥ 适当加醋

醋的使用会使咸味更明显，因此可以尝试加醋减盐，酸酸的口感还可以刺激消化液分泌，提升食欲。

⑦ 调整加盐的顺序

做菜的时候可以把放盐的步骤留到最后，避免盐分渗入食材里，不知不觉摄入过量的盐。

⑧ 享受食材天然美味

食材本身如果足够新鲜，可以多用清蒸水煮，既可以保留更多的营养素，也可以给孩子和自己一个直接尝试食物原本味道的机会。

⑨ 购买预包装食品，学会看营养成分表

根据中华人民共和国国家标准《低钠食品》（GB/T23789—2009），低钠食品的标准是钠含量<120毫克/100克，NRV%<5%；如果钠的参考摄入量NRV%超过30%，就算是高盐食品，尽量少买少吃。在给孩子选择零食和包装食品时，同类食品中钠含量越低越好。

5 跟我做 | 长高食谱

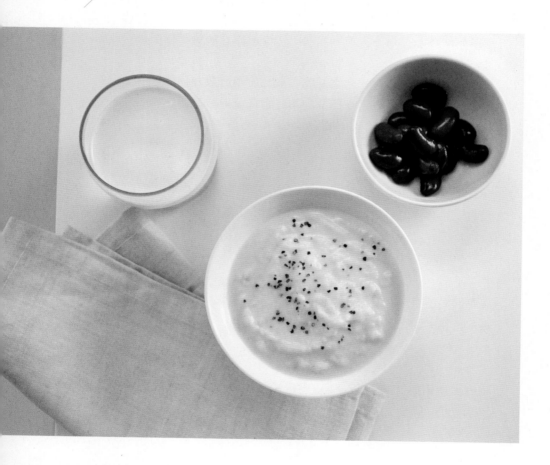

奶酪土豆泥

食材 | 土豆100克，奶酪20克，牛奶80克，黑胡椒碎、盐各适量。

步骤 | 1. 土豆去皮，蒸至烂熟，压成泥，放入小碗中。

2. 将奶酪、牛奶加入土豆泥中，加入盐、黑胡椒碎，不断搅拌均匀。

3. 可用牛奶适当调节稠度。

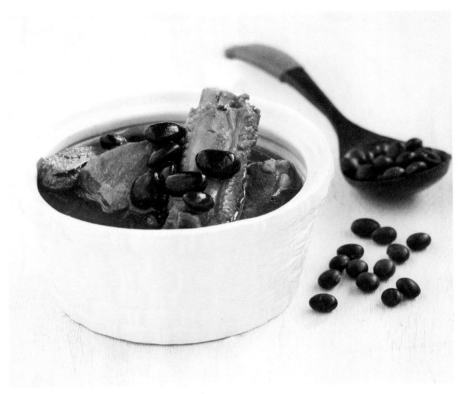

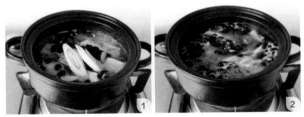

黑豆排骨汤

食材 ｜ 黑豆50克，排骨400克，盐、葱段、姜片各适量。

步骤 ｜ 1. 黑豆提前用清水泡6小时以上。排骨洗净，斩块，将排骨块凉
水下锅，大火煮开，撇去浮沫，加入黑豆，葱段、姜片。

2. 转小火，煲2小时左右，加盐调味即可。

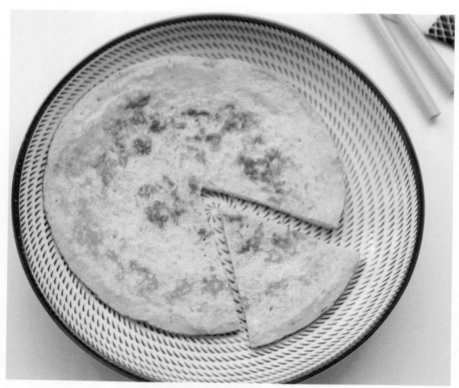

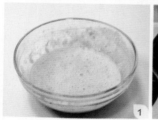 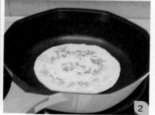

奶香燕麦麸皮饼

食材｜配方奶粉、面粉各2勺，燕麦麸皮1勺，鸡蛋1个。

步骤｜ 1. 将奶粉、燕麦麸皮和面粉放入碗里，敲入一个鸡蛋，搅拌至面糊均匀，挂勺不滴落状态即可。

2. 不粘锅内涂抹少许食用油，将面糊倒入锅内摊匀，煎至凝固后翻面，再煎1~2分钟即可。

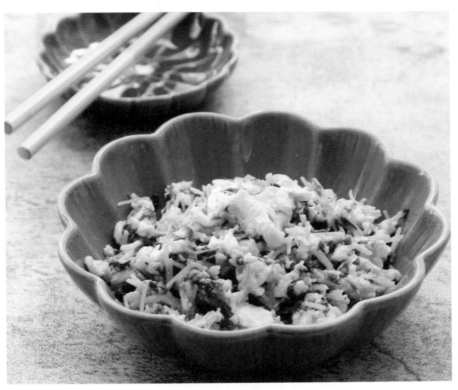

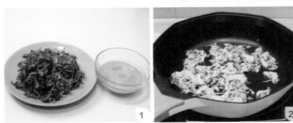

豌豆苗炒蛋

食材 | 豌豆苗1把，鸡蛋2个，盐少许。

步骤 | 1. 豌豆苗洗净，切小段；鸡蛋打散备用。

2. 锅里倒入适量食用油，油热后倒入蛋液炒至成半凝固状态，倒入豌豆苗翻炒均匀，加盐调味即可。

过敏体质的
宝宝怎么吃

Part 7

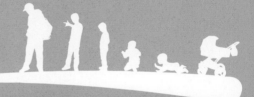

1 过敏宝宝禁忌多，如何保证营养

食物过敏现在越来越常见了，我国一些地区儿童食物过敏的发生率已经达到3.8%～7.7%，也就是100个儿童中有4～7个会对某些食物过敏，并且还呈上升趋势。因此，掌握一些关于食物过敏的知识，也可以帮助家长更好地识别和应对。

对于食物过敏的宝宝，如果只是回避过敏原，而不做好营养管理，很容易导致某类营养素缺乏。因此，更好的办法是：找到过敏食物的替代食物！

哪些食物容易导致过敏

首先要明确什么是食物过敏？目前的定义是曝露于某种特定食物时出现的由特异性免疫反应引起的过敏症状。也可定义为由食物引起的对人体有害的免疫反应，这种反应在接触某种特定的食物时可重复发生。

食物过敏容易跟食物不耐受混淆。后者是对摄入的食物或食物添加剂产生的异常生理反应，属于非免疫反应。最常见的食物不耐受就是乳糖不耐受。

联合国粮食与农业组织评估后把下面食物列为最重要的过敏原：牛奶、蛋类、鱼、甲壳类水生动物、花生、坚果、大豆和小麦。

哪些宝宝容易过敏

通常如果一级亲属（父母或者兄弟姐妹）有特应性皮炎（湿疹）、食物过敏、哮喘或者过敏性鼻炎等情况，那宝宝就属于过敏体质。

宝宝对食物过敏，通常可能出现下面这些症状。

常见的过敏症状

部位	症状
皮肤	瘙痒、潮红、湿疹、荨麻疹、颜面红肿、持续尿布疹
眼睛	眼周红肿、流泪、瘙痒
呼吸道	打喷嚏、流鼻涕、鼻塞、揉鼻子、反复咳嗽、呼吸困难、胸闷、气喘、黏液增多、喉咙肿胀发痒、声音嘶哑
消化道	恶心、呕吐、腹痛、腹泻、便秘等
其他	强烈排斥某种食物、体重持续减轻、头晕、虚弱、心跳加快等

过敏宝宝的辅食添加原则

如果家长有过敏的情况，那宝宝的喂养要格外注意下面这些原则。

1. 在4～6月龄开始添加辅食

很多家长担心孩子对某些食物过敏，就想着多喝奶，晚点加辅食。但其实晚于6月龄添加辅食，反而可能会增加孩子过敏的发生率。

婴儿4～6个月龄是免疫耐受诱导形成的关键窗口期，这个阶段多接触致敏食物有可能诱发免疫耐受，减少食物过敏的概率。所以对于已经使用氨基酸配方或深度水解配方奶粉的宝宝，建议在4～6月龄开始添加辅食，少量尝试，每种食材连续添加3～5天，观察宝宝是否对该食材过敏。对于正常或轻度过敏的宝宝，纯母乳喂养6个月后必须添加辅食。同时，妈妈饮食不需要回避，通过母乳喂养接触过敏原，可以帮宝宝建立免疫耐受基础。

2. 每次只加一种新食材

婴儿辅食添加的原则是由一种到多种，过敏高风险的宝宝也是如此。每次只添加一种新食材，但要连续添加3～5天，观察是否有过敏症状。

尽可能丰富新食材（非过敏食物）的多样性，可以减少过敏性疾病的发生，如哮喘、过敏性鼻炎等。同时也能保证宝宝的营养摄入。

3．不盲目回避过敏高风险的食物

最新研究表明，就算延迟添加容易过敏的食物，过敏发生的概率也不会降低。因此，在给宝宝添加辅食的时候，不用刻意回避某些容易过敏的食物，包括上面提到的8大过敏原。但是也有研究证实，婴儿早期摄入一些过敏风险比较高的食物，可能会降低过敏的发生率，比如鸡蛋、花生等。而过晚添加反而会增加过敏风险。

事实上，一种食物的致敏风险较高是针对群体的统计数据，而单个个体是否会对它过敏，还是要吃了才会知道。因此，细心做好记录才是最关键的。

4．了解食物激发-回避实验

"食物激发-回避实验"可以帮家长判断到底是哪种食物引起孩子过敏，目前也是诊断食物过敏的金标准。

简单来说，如果怀疑宝宝对某种食物过敏，先回避这种食物约2周，如果发现过敏症状明显减轻或者消失，再次尝试此种食物，并观察3天。如果出现和之前相同的过敏症状，则证明食物激发试验呈阳性，表明宝宝对该种食物过敏。如果宝宝没有发生不良反应，就说明对这种食物是耐受的。以此类推，可以慢慢排查出过敏原。

5．做好营养管理，避免重要缺乏

食物过敏的孩子在回避过敏原时，可能会同时出现某些营养素摄入不足或不均衡。因此在回避过敏食物的同时，需要保证特定营养素的充足摄入，需要特别注意维生素A、维生素D、钙、铁、锌的摄入。

6．坚持母乳喂养，科学转奶

母乳是孩子最好的天然食物，提供了最适合新生儿的营养及免疫物质。对于纯母乳喂养的宝宝，母乳本身的蛋白质不容易引起宝宝过敏。规律喂养在一定程度上可降低宝宝过敏的概率。

对于7~24月龄婴幼儿，添加辅食的同时也要注意保证每天的奶量摄入。不要在添加新食材的过程中转奶，转奶期间也不要添加新食材。尤其在氨基酸配方转至深度水解或部分水解配方时，可能会诱发过敏症状，建议提前咨询医生。转奶过程应该循序渐进，逐渐减少氨基酸配方奶粉的量，慢慢增加深度水解配方奶粉的量。

7．定期检测生长发育指标

食物过敏的宝宝在添加辅食过程中，应该定期监测体格生长指标。对营养不良或生长不良的宝宝，建议每月进行生长评估，同时评估饮食的具体情况。在生长速度正常后可2~3个月随访一次。有效的营养管理可使食物过敏伴营养不良的宝宝生长情况追赶至正常水平，避免营养不良影响生长发育。

易致敏食物的替代食物选择

1．牛奶

如果孩子对牛奶蛋白过敏，应该优先选择特殊医学用途配方食品，按照奶量等量替换，保证生长发育所需的多种营养。同时要回避所有含奶的食物及制品，比如冰激凌、奶酪、酸奶、炼乳等。

可以多吃一些富含蛋白的大豆及其制品。随着年龄增长，对牛奶蛋白过敏的情况会逐渐缓解。但个体情况不一样，还是要定期进行评估。

2．蛋类

对鸡蛋过敏，应该选择其他富含优质蛋白的食物进行替换。比如猪肉、鸡肉、牛肉、鱼虾，或是大豆、豆腐干、豆腐、牛奶等。

对策

1个鸡蛋大约含有7克蛋白质，相当于20克大豆，100克内酯豆腐，200毫升牛奶，50克猪瘦肉，10克腐竹。

平时家长可以通过以上食物的组合变化，为宝宝提供所需营养。比如每天多吃20克猪肉+5克腐竹，或20克鱼肉+100毫升牛奶，或20克鸡肉+50克内酯豆腐。

3. 鱼类

对鱼类过敏，可以用畜禽肉、全谷物、大豆及其制品进行替换。

为了避免不必要的饮食限制，除非引起严重的全身过敏反应，一般不建议拒绝所有鱼类。同时，对鱼类过敏的人最好回避所有鱼制品，包括鱼油、鱼胶等。

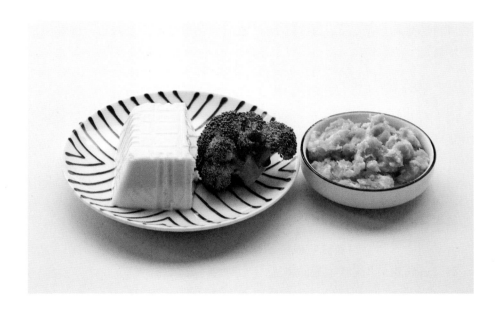

4. 甲壳类水生动物

对甲壳贝类过敏的人，应该回避所有甲壳类水生动物。如果对贝类过敏，通常不必回避鱼类，可以适当增加鱼类的摄入量。同时保证其他肉类、全谷物、豆类等的摄入。

5. 坚果和种子

坚果和种子代表了植物繁殖的部分。坚果过敏可能会存在交叉反应，也就是如果对一种坚果过敏，对其他坚果也可能过敏。因此，如果对坚果过敏，应该回避所有坚果。一些可食性种子也具有高致敏性，如果进食后出现全身性过敏反应，也建议回避所有可食性种子。

回避坚果的同时可以适当增加全谷物、豆类、鱼类、蛋类等的摄入。

6．花生

很多家长因担心孩子花生过敏而在辅食阶段回避含有花生的食物，其实这种回避和延迟反而可能增加孩子过敏的发生率。

花生含有丰富的维生素E、烟酸、维生素B_6、镁、叶酸等营养素。如果已经确诊对花生过敏，确实需要回避含有花生的食品或是在加工过程中接触过花生的产品。相应的这些营养素可以从食用油、全谷物、肉类和豆类中获取。

7．大豆

大豆及其制品也是常见的易过敏食物，不过通常短暂出现于婴儿期和儿童期，长大后便会完全耐受，不再出现。

如果对大豆过敏，需要回避大豆及其制品，包括豆腐、腐竹、豆浆、纳豆、酱油等，以及大豆油和相关的烘焙食品。一些加工食品中添加大豆分离蛋白，可起到乳化、膨胀、吸水等作用。选择包装食品时要仔细查看配料表。

回避这类食物时要注意保证动物来源的优质蛋白的摄入量，同时增加一些全谷物保证B族维生素的摄入。

8．小麦

小麦是西方国家最常见的食物过敏原，主要原因是对其中的麸质过敏。麸质不是谷物表面的麸皮，而是小麦、黑麦、大麦等中特有的蛋白质，又叫谷蛋白或面筋蛋白。如果明确对小麦过敏，而且特别严重，就需要避免吃小麦制品，包括包子、馒头、面条、面包、糕点、面筋等，还包括各种标明了含有小麦原料的制品。

对小麦过敏，可以选择大米、玉米、土豆、荞麦、藜麦等作为主食来源。

2 荨麻疹宝宝，哪些食物不能吃

荨麻疹很少危及生命，但发作起来对于生活质量的影响不容忽视。很多家长不知道孩子吃错了什么导致过敏而引起了荨麻疹，到底该对哪些食物忌口呢？

为什么会得荨麻疹，怎么处理

荨麻疹其实是非常常见的皮肤疾病，主要表现是红斑、凸起的风团。风团大小和形态不一，可独立分布或扩大融合成片。有的皮疹表面凹凸不平，类似于橘皮样外观，周围多伴有红晕。荨麻疹一般会迅速消退，不留痕迹，但会反复发作，一般风团持续时间不超过24小时。引起荨麻疹的原因很复杂，过敏、感染、环境因素等都有可能，很多时候症状消失了也不一定能找到原因。

一般荨麻疹的处理都是抗过敏治疗，可以口服抗组胺药物，如西替利嗪或氯雷他定，相对安全，可以在家里常备。

- 仙特明（西替利嗪滴剂）：适用于6个月以上儿童。
- 开瑞坦（氯雷他定糖浆）：适用于2岁以上儿童。

西替利嗪可以加在牛奶或果汁中服用，通常服用至皮损完全消退后，再多用2~3天。如果是慢性荨麻疹（反复发作超过6周），需要等皮损消退后再逐渐减量，比如隔天用药至隔两天用药。如果瘙痒难耐，可以用炉甘石洗剂止痒。

当然，如果确认是食物过敏引起的，就要同时回避过敏食物。另外，要注意穿纯棉宽松衣物。

得了荨麻疹还能吃肉、蛋、奶吗

有一部分荨麻疹与食物过敏有关，但大部分儿童荨麻疹都与食物过敏没有关系。如果是非过敏因素引起的，盲目忌口反而会导致营养素缺乏。所以，平常吃的羊肉、鱼虾、鸡蛋、牛奶都可以正常食用，并不需要忌口和回避。

但是荨麻疹发作阶段，暂时不建议添加新食材，等完全好了之后继续添加即可。同时要注意休息，适当锻炼，均衡饮食，勤洗手，保持良好的个人卫生。

3 过敏宝宝如何选配方奶

对牛奶蛋白过敏的宝宝来说，喝奶常常是让家长头痛的问题。哪些奶粉适合这类宝宝？

我们说的"水解奶粉"，是通过特殊技术，将牛奶中大分子蛋白水解成中短肽的小分子蛋白，从而降低了牛奶蛋白的致敏性。这类奶粉属于特殊医学用途婴儿配方食品。常见的特殊医学用途婴儿配方食品还包括无乳糖/低乳糖配方、早产儿/低出生体重配方等。

常见的特殊医学用途婴儿配方食品

1. 部分水解蛋白配方

部分水解蛋白配方也叫适度水解配方，仅把大分子的牛奶蛋白水解成小分子蛋白质，相当于帮助宝宝提前"预消化"了一次，使宝宝胃肠道更容易消化吸收，缓解消化不良。

部分水解蛋白配方通常仅用于预防过敏的发生（主要是湿疹），如果宝宝已经存在明显的食物过敏症状，不建议自行尝试。

可选用部分水解蛋白配方的情况

① 如果父母自身有过敏症状、足月新生儿因各种原因导致无法母乳喂养或母乳量不足时，可以考虑用部分水解蛋白配方喂养或补充喂养。

② 一些用普通配方奶喂养的足月新生儿，若出现胃肠道轻微不耐受，也可以考虑使用部分水解蛋白配方。

2. 深度水解蛋白配方

深度水解蛋白配方又称"抗过敏奶粉"，它将牛奶蛋白水解为低致敏性的短肽。有些产品甚至含有部分游离氨基酸，从而大大降低了牛奶蛋白的致敏性，为牛奶蛋白过敏的宝宝提供营养支持。

深度水解配方属于特殊医学用途配方，一定要在医生或临床营养师的指导下使用。通常深度水解蛋白配方要使用至9～12月龄，并且至少持续使用6个月后再进行转奶。

3. 氨基酸配方

氨基酸配方由游离氨基酸组成，是不含任何食物过敏原的特殊医学用途配方粉，是目前针对食物过敏宝宝的"终极食品"。

氨基酸配方也属于特殊医学用途配方。临床常用于诊断牛奶蛋白过敏，应在医生或临床营养师的指导下使用。如果深度水解配方仍然不能有效缓解过敏症状，则需要使用氨基酸配方。同样需要使用至9～12月龄，并且至少持续使用6个月后再进行转奶。

4. 其他配方

○ 无乳糖/低乳糖配方

不含乳糖或乳糖含量较低的配方奶粉，适用于乳糖不耐受的宝宝，也可以短期用于腹泻后的肠道恢复期。

○ 早产儿配方/母乳+母乳强化剂

提高了营养密度，调整了营养素比例，更适合早产儿的营养需求。

○ 氨基酸代谢障碍配方

不含特定氨基酸的奶粉，适合某特定氨基酸代谢障碍的宝宝。例如患有苯丙酮尿症的宝宝，对苯丙氨酸代谢有问题，就需要食用不含苯丙氨酸的奶粉。

选择特殊医学用途婴儿配方食品的注意事项

1. 在专业人士指导下选择配方奶粉

不论是豆奶、羊奶还是部分水解蛋白配方粉，或多或少都含有一定的过敏原，牛奶蛋白过敏的宝宝吃了，还是可能引起不同程度的过敏反应。一般来说，对于轻中度牛奶蛋白过敏的宝宝，可以首选深度水解配方粉作为饮食回避的替代配方。重度牛奶蛋白过敏宝宝，需要从氨基酸配方开始喝，再喝深度水解配方和适度水解配方，最后过渡到普通奶粉，循序渐进。

选择配方奶粉建议先咨询专业医生或营养师，自己不要随意选择。

2. 水解奶粉的选择原则

水解奶粉是针对牛奶蛋白过敏宝宝设计的配方，虽然长期用水解奶粉并不会导致营养不良，但不利于日后正常食物的接受。因此，只是牛奶蛋白过敏的宝宝可作为阶段性过渡选择，不应长期依赖。

○ 预判和评估

父母或直系亲属有过敏史（例如过敏性鼻炎、特应性皮炎或肠易激综合征等过敏症状），那么宝宝对牛奶蛋白过敏的风险可能更高。这种情况下，要特别关注宝宝喂养后的表现。如果出现荨麻疹、湿疹、腹泻、便秘、打喷嚏、揉搓鼻子等过敏症状时，要引起注意。

需要说明的是，对于大多数已经存在牛奶蛋白过敏症状的宝宝，不建议第一时间就用水解奶粉来替代母乳进行喂养（严重牛奶蛋白过敏的宝宝除外），而仍应坚持母乳喂养。因为母乳更容易被宝宝消化吸收。

常见特殊医学用途婴儿配方食品

产品类型	适用的特殊医学状况	配方主要要求
无乳糖或低乳糖配方	乳糖不耐受婴儿	配方中以其他的碳水化合物完全或部分替代乳糖；配方中蛋白质由乳蛋白提供
乳蛋白部分水解配方	乳蛋白过敏高风险婴儿	乳蛋白经加工分解成小分子乳蛋白、肽段和氨基酸；配方中可用其他碳水化合物完全或部分替代乳糖
乳蛋白深度水解配方或氨基酸配方	食物蛋白过敏婴儿	配方中不含食物蛋白；所使用的氨基酸应符合相应国家标准；可适当调整某些矿物质和维生素含量
早产/低出生体重婴儿配方	早产/低出生体重儿	能量、蛋白质及某些矿物质的含量应高于相应国家标准；应采用容易消化吸收的中链脂肪酸作为脂肪的部分来源，但不应该超过总脂肪的40%
氨基酸代谢障碍配方	氨基酸代谢障碍婴儿	不含或仅含少量与代谢障碍有关的氨基酸，其他氨基酸组成和含量可根据代谢障碍情况做适当调整；所使用的氨基酸应符合相应国家标准；可适当调整某些矿物质和维生素含量

4 跟我做|无蛋无奶食谱

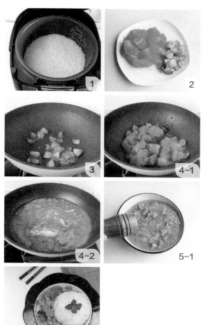

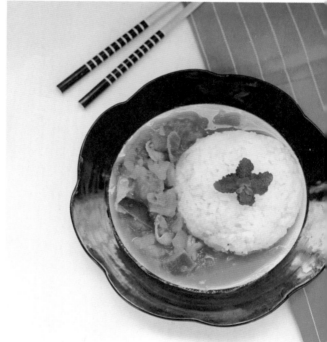

番茄羊肉烩饭

食材 | 羊肉片100克，番茄1个，洋葱半个，大米100克，高汤300克，番茄酱10克，盐、黑胡椒碎各适量。

做法 | 1. 用电饭煲将米饭煮熟。

2. 番茄去皮，切块；洋葱去皮，切块。

3. 锅中放油，下番茄酱炒出红油，放入洋葱块炒香。

4. 下番茄块炒匀后，倒入高汤煮开，下羊肉片，煮熟，加盐调味。

5. 出锅后撒黑胡椒碎，与米饭拌匀即可。

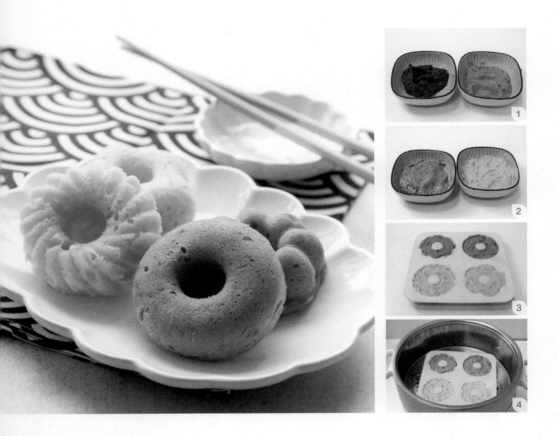

胡萝卜紫薯双色发糕

食材 | 低筋面粉100克，胡萝卜、紫薯各50克，酵母2克。

步骤 | 1. 紫薯和胡萝卜洗净，去皮切小块，放入蒸锅，大火蒸10分钟左右；酵母用温水化开。紫薯和胡萝卜蒸软后，分别用料理棒打成泥。

2. 分两个碗各装50克面粉，把酵母水和两种泥分别倒进两个碗里，搅拌均匀。

3. 用小刷子给模具刷点油，分别将两种面团舀进模具里，不要装满，静置发酵15~30分钟至面团发到原体积2倍大。

4. 将模具放入蒸锅，待蒸锅水烧开后，中大火蒸20~30分钟，倒扣脱模即可。

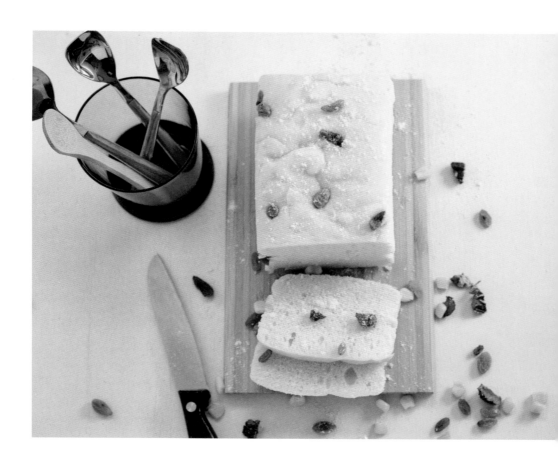

玉米面发糕

食材 | 面粉120克，玉米面50克，去核红枣30克，葡萄干10克，酵母粉2克。

步骤 | 1. 酵母粉用温水化开，倒入面粉和玉米面搅匀，加水和面揉搓成团，盖上湿布醒发至2倍大。

2. 发酵好的面团搓成条，分割成3等份，分别搓圆按扁，擀成厚约1.5厘米、直径约10厘米的圆饼。

3. 放入蒸屉，撒一层无核红枣，将第二张擀好的面饼覆盖在第一层上，再撒一层红枣，将最后一张面饼放在最上层，分别摆入红枣和葡萄干。

4. 蒸屉上锅加水，开大火烧开，转中火蒸25分钟即可。

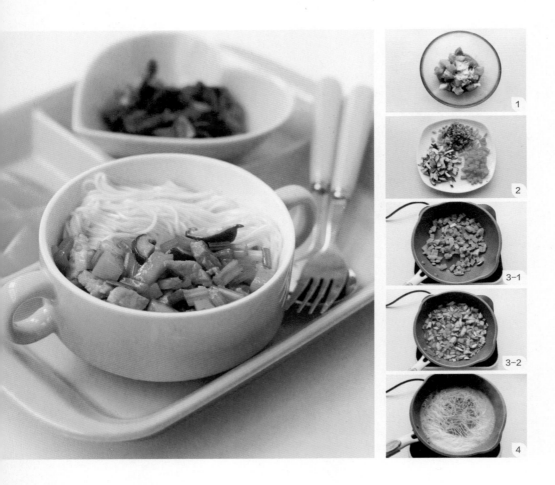

蔬菜肉丁拌面

食材 | 面条40克，猪肉50克，西芹、胡萝卜各30克，鲜香菇1朵，盐、生抽、淀粉各少许。

步骤 | 1. 猪肉洗净，切丁，调入盐、淀粉抓匀，腌制10分钟。

2. 西芹、胡萝卜、香菇洗净，切丁。

3. 锅烧热放油，下肉丁炒至变色，加入胡萝卜丁、西芹丁、香菇丁炒匀，调入生抽，加适量清水，炖至软烂，盛出备用。

4. 另取锅，加入清水，水开后下面条煮熟，捞入碗中，浇上炒好的菜即可。

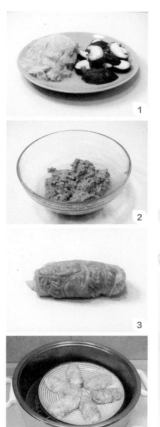

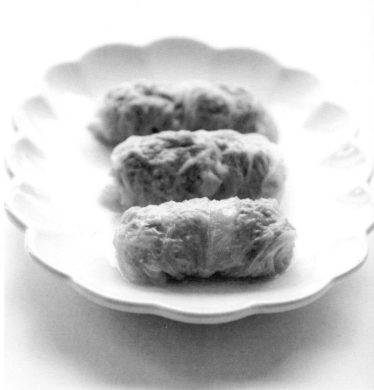

香菇猪肉白菜卷

食材 猪里脊80克，鲜香菇2朵，娃娃菜适量，盐少许。

步骤 1. 将娃娃菜的菜帮切掉一部分，留下菜叶入锅焯一下；香菇切片，入锅焯水。

2. 猪里脊切丁，和焯好的香菇一起放入料理机打成肉馅，加入盐拌匀。

3. 将焯软的娃娃菜叶平铺在菜板上，放上适量肉馅，卷起来。

4. 将肉卷放入盘中，入蒸锅蒸20分钟即可。

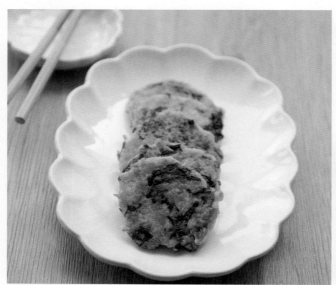
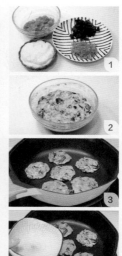

山药裙带菜肉饼

食材 │ 牛肉40克，山药60克，胡萝卜、裙带菜各适量，酱油、淀粉、香菇粉各少许。

步骤 │ 1. 牛肉洗净，切末；胡萝卜洗净，切丁，焯水备用；裙带菜切段；山药洗净，去皮，切粒。

　　　　 2. 将所有食材混合，顺时针方向搅拌上劲，加入酱油、香菇粉、食用油、淀粉拌匀，制成肉饼。

　　　　 3. 不粘锅刷油，锅微热后放入肉饼，小火慢煎至两面金黄。

　　　　 4. 加少量水，盖盖小火焖煮，水干后翻面再重复上述步骤，出锅即可。

│ **小贴士** │

1. 肉饼里的胡萝卜可以根据肉泥的状态决定添加量，防止加多了降低黏性影响成形。

2. 煎的时候等肉饼定形了再翻面，动作要轻。全程都需要小火，将肉饼表面的水分煎干。

做孩子的体重管理师 Part 8

1 孩子的生长发育达标了吗

不同时期孩子的生长速率各不相同，经常有家长会问："医生说我们家孩子体重不达标，那怎样才算达标？"

评价孩子的生长发育情况，不能光凭感觉，还需要选择科学的指标。最常用的有生长曲线和体质指数（BMI）。

1．生长曲线

生长曲线是通过收集大量健康儿童的身高和体重，统计后制定出的身高、体重的标准曲线。一般会有5条参考线，分别是3%、15%、50%、85%、97%，这些数字称为"第x百分位"。比如，50%的曲线只代表了第50百分位，意思是有50%的孩子在这个值以上，也有50%的孩子在这个值以下。

可用生长曲线来评价孩子的生长情况。只要孩子的生长曲线在正常参考范围内（3%～97%），并且沿着一定的趋势增长，没有大起大落，就是正常的。

目前生长曲线有很多版本，主流的有世界卫生组织（WHO）的标准，美国疾病控制与预防中心（CDC）的标准。我国在2009年，也根据自己国家情况，制定了0～18岁儿童青少年身高、体重生长曲线，既反映了当前我国营养良好的健康儿童的生长水平，又兼顾了生长长期趋势的变化特点，是符合中国人群和生活环境、适合在全国范围使用的生长评价工具。

0~18岁儿童身高、体重的百分位数标准值

年龄（岁）	男						女					
	体重（千克）			身高（厘米）			体重（千克）			身高（厘米）		
	P_3	P_{50}	P_{97}	P_3	P_{50}	P_{97}	P_3	P_{50}	P_{97}	P_3	P_{50}	P_{97}
0.0	2.62	3.32	4.12	47.1	50.4	53.8	2.57	3.21	4.04	46.6	49.7	53.0
0.5	6.80	8.41	10.37	64.0	68.4	73.0	6.34	7.77	9.59	62.5	66.8	71.2
1.0	8.16	10.05	12.37	71.5	76.5	81.8	7.70	9.40	11.57	70.0	75.0	80.2
1.5	9.19	11.29	13.90	76.9	82.7	88.7	8.73	10.65	13.11	76.0	81.5	87.4
2.0	10.22	12.54	15.46	82.1	88.5	95.3	9.76	11.92	14.71	80.9	87.2	93.9
2.5	11.11	13.64	16.83	86.4	93.3	100.5	10.65	13.05	16.16	85.2	92.1	99.3
3.0	11.94	14.64	18.12	89.7	96.8	104.1	11.50	14.13	17.55	88.6	95.6	102.9
3.5	12.73	15.63	19.38	93.4	100.6	108.1	12.32	15.16	11.89	92.4	99.4	106.8
4.0	13.52	16.64	20.71	96.7	104.1	111.8	13.10	16.17	20.24	95.8	103.1	110.6
4.5	14.37	17.75	22.24	100.0	107.7	115.7	13.89	17.22	21.67	99.2	106.7	114.7
5.0	15.26	18.98	24.00	103.3	111.3	119.6	14.64	18.26	23.14	102.3	110.2	118.4
5.5	16.09	20.18	25.81	106.4	114.7	123.3	15.39	19.33	24.72	105.4	113.5	122.0
6.0	16.8	21.26	27.55	109.1	117.7	126.6	16.10	20.37	26.30	108.1	116.6	125.4
6.5	17.53	22.45	29.57	111.7	120.7	129.9	16.80	21.44	27.96	110.6	119.4	128.6
7.0	18.48	24.06	32.41	114.6	124.0	133.7	17.58	22.64	29.89	113.3	122.5	132.1
7.5	19.43	25.72	35.45	117.4	127.1	137.2	18.39	23.93	32.01	116.0	125.6	135.5
8.0	20.32	27.33	38.49	119.9	130.0	140.4	19.20	25.25	34.23	118.5	128.5	138.7
8.5	21.18	28.91	41.49	122.3	132.7	143.6	20.05	26.67	36.69	121.0	131.3	141.9
9.0	22.04	30.46	44.35	124.6	135.4	146.5	20.93	28.19	39.41	123.3	134.1	145.1
9.5	22.95	32.09	47.24	126.7	137.9	149.4	21.89	29.87	42.51	125.7	137.0	148.5
10.0	23.89	33.74	50.01	128.7	140.2	152.0	22.98	31.76	45.97	128.3	140.1	152.0
10.5	24.96	35.58	52.93	130.7	142.6	154.9	24.22	33.80	49.59	131.1	143.3	155.6
11.0	26.21	37.69	56.07	132.9	145.3	158.1	25.74	36.10	53.33	134.2	146.6	159.2
11.5	27.59	39.98	59.40	135.3	148.4	161.7	27.43	38.40	56.67	137.2	149.7	162.1
12.0	29.09	42.49	63.04	138.1	151.9	166.0	29.33	40.77	59.64	140.2	152.4	164.5
12.5	30.74	45.13	66.81	141.1	155.6	170.2	31.22	42.89	61.86	142.9	154.6	166.3
13.0	32.82	48.08	70.83	145.0	159.5	174.2	33.09	44.79	63.45	145.0	156.3	167.6
13.5	35.03	50.85	74.33	148.8	163.0	177.2	34.82	46.42	64.55	146.7	157.6	168.6
14.0	37.36	53.37	77.20	152.3	165.9	179.4	36.38	47.83	65.36	147.9	158.6	169.3
14.5	39.53	55.43	79.24	155.3	168.2	181.0	37.71	48.97	65.93	148.9	159.4	169.8
15.0	41.43	57.08	80.60	157.5	169.8	182.0	38.73	49.82	66.30	149.5	159.8	170.1
15.5	43.05	58.39	81.49	159.1	171.0	182.8	39.51	50.45	66.55	149.9	160.1	170.3
16.0	44.28	59.35	82.05	159.9	171.6	183.2	39.96	50.81	66.69	149.8	160.1	170.3
16.5	45.30	60.12	82.44	160.5	172.1	183.5	40.29	51.07	66.78	149.9	160.2	170.4
17.0	46.04	60.68	82.70	160.9	172.3	183.7	40.44	51.20	66.82	150.1	160.3	170.5
17.5	46.61	61.10	82.88	161.1	172.5	183.9	40.58	51.31	66.86	150.3	160.5	170.6
18.0	47.01	61.40	83.00	161.3	172.7	183.9	40.71	51.41	66.89	150.4	160.6	170.7

注：3岁之前测卧位身长，3岁之后（包含3岁）测立位身高；表中年龄为整岁龄，如0.5指半岁（即6月龄），7.5为7岁半整

生长曲线是一个动态曲线，只看单一时间点的数值没有太大意义，总体趋势更重要。通常每4周测量孩子的数据，记录在曲线上就可以，在3%~97%都是正常范围。也千万不要过于频繁地测量，以免加重焦虑。

这里特别想提醒各位家长，孩子的生长曲线更应该纵向对比，而不是横向对比。也就是多和自己比，少和别人比。通常需要警惕下面3种情况。

○ **曲线突然大幅波动**

生长曲线的变动超过2根百分位线，就需要引起关注。比如本来在75%左右，突然变成25%以下，则需要警惕最近是否饮食有变化或是疾病引起的。又或者体重曲线一直是60%左右，突然增加到90%以上，也要自查饮食喂养是否存在问题。

○ **极端过低或过高**

曲线在3%~97%都是正常的，但是如果长期低于3%或高于97%，可能存在喂养问题，应该及时找专业人士排查原因，进行干预。

○ **身高或体重曲线位置差异过大**

如果身高的曲线位置在90%，但是体重曲线只有15%，也是不均衡的，需要寻求专业人士的帮助。

2. 体质指数

体质指数（BMI）表示体重和身高之间的相对比例，是根据体重与身高的平方所计算的。对于成人和2岁以上的儿童，BMI是确定肥胖的最常用临床标准。2岁以内的婴幼儿不看BMI，使用世界卫生组织制定的2岁以下婴幼儿生长曲线，2岁以上的儿童既可以计算BMI，也可以生长曲线作为评价生长发育的指标。

BMI=体重（千克）÷身高的平方（米^2）

不同时期，孩子的生长速度不同，体内的脂肪变化也有所不同。孩子不同于成人，即使2岁以上也不能直接用成人的BMI标准来判断。

国家卫生健康委员会2018年发布的《学龄儿童青少年超重与肥胖筛查》中指出，可用体质指数来评估是否超重或者肥胖。

6～18岁学龄儿童青少年性别年龄别BMI筛查超重与肥胖界值

单位为千克/米²

年龄（岁）	男生		女生	
	超重	肥胖	超重	肥胖
6.0～	16.4	17.7	16.2	17.5
6.5～	16.7	18.1	16.5	18.0
7.0～	17.0	18.7	16.8	18.5
7.5～	17.4	19.2	17.2	19.0
8.0～	17.8	19.7	17.6	19.4
8.5～	18.1	20.3	18.1	19.9
9.0～	18.5	20.8	18.5	20.4
9.5～	18.9	21.4	19.0	21.0
10.0～	19.2	21.9	19.5	21.5
10.5～	19.6	22.5	20.0	22.1
11.0～	19.9	23.0	20.5	22.7
11.5～	20.3	23.6	21.1	23.3
12.0～	20.7	24.1	21.5	23.9
12.5～	21.0	24.7	21.9	24.5
13.0～	21.4	25.2	22.2	25.0
13.5～	21.9	25.7	22.6	25.6
14.0～	22.3	26.1	22.8	25.9
14.5～	22.6	26.4	23.0	26.3
15.0～	22.9	26.6	23.2	26.6
15.5～	23.1	26.9	23.4	26.9
16.0～	23.3	27.1	23.6	27.1
16.5～	23.5	27.4	23.7	27.4
17.0～	23.7	27.6	23.8	27.6
17.5～	23.8	27.8	23.9	27.8
18.0～	24.0	28.0	24.0	28.0

根据孩子的实足年龄，查表可以判断，BMI≥相应年龄，对应性别"超重"值的为"超重"；BMI≥相应年龄，对应性别"肥胖"值的为"肥胖"。

知识
加油站

不同年龄孩子的体重和身长/身高有正常增长速度参考值

体重

- 足月新生儿在出生后的头几天可能会减掉10%的出生体重，通常会在10～14天后恢复出生体重。
- 0～3个月：平均每天增重30克，每周增重150～200克。
- 3～6个月：平均每天增重20克，每周增重100～150克。
- 6～12个月：平均每天增重10克，每周增重70～90克。
- 4个月大时出生体重增加1倍，1岁时出生体重增加3倍。
- 2岁到青春期：每年增重2.5千克。

身长/身高

- 足月出生时平均身长为50厘米。
- 出生后第一年会长25厘米。
- 12～24月龄会长10厘米，24～36月龄会长7.5厘米，36～48月龄会长7.5厘米。在24～30个月时，达到成人身高的1/2。
- 4岁到青春期，每年长5厘米。
- 身高增长速度每年小于5厘米的青春期前儿童需要密切监测。

2 体重超标儿童的营养指南

　　膳食结构不合理和不健康的饮食行为，是导致儿童超重、肥胖的重要因素。健康饮食应做到食物多样，多吃蔬果，适量全谷物、鱼禽、蛋类、瘦肉及奶制品。在保证正常发育的前提下，限制总热量，尽可能选择低GI食物，代替精白米面。

小份多种，食物多样

　　减少食物分量，有助于控制总热量的摄入。食物多样性不足的儿童超重肥胖的比例更高，因此保证食物多样性一定程度上可以预防超重和肥胖的发生。

　　食物多样化，保证每天摄入12种以上的食物，每周25种以上（烹调油和调味品不计算在内）。在控制总量的基础上，丰富食物种类，尽量选择小份的食物。

一日三餐食物种类分配

早餐	午餐	晚餐	零食/加餐
3~4种	5~6种	4~5种	1~2种

举例

Day1

早餐：黄瓜炒鸡蛋、牛奶、小米燕麦粥（黄瓜、鸡蛋、牛奶、小米、燕麦）

加餐：猕猴桃

午餐：牛肉番茄面、胡萝卜炒菠菜（牛腩、面条、番茄、胡萝卜、菠菜）

加餐：香蕉

晚餐：茄汁虾仁、杂粮饭、蒜香西蓝花（虾仁、糙米、薏米、大米、西蓝花）

睡前：牛奶

食物种类：17 种

Day2

早餐：土豆鸡蛋饼、牛奶、小番茄（土豆、鸡蛋、牛奶、小番茄）

加餐：苹果

午餐：红烧鸡腿盖饭、香菇炒青菜、木耳豆芽鱼片汤（鸡腿肉、大米、香菇、青菜、木耳、龙利鱼、黄豆芽）

加餐：梨

晚餐：杂粮馒头、糖醋里脊、清蒸凉拌茄子、白菜豆腐汤（杂粮粉、猪里脊、茄子、大白菜、豆腐）

睡前：牛奶

食物种类：18 种

多吃全谷物，减少精白米面

相比精制谷物（如白米饭），全谷物保留更多的膳食纤维、B族维生素、维生素E、矿物质和植物化学物质。

增加全谷物的摄入，可以降低儿童超重和肥胖的风险。给孩子吃的全谷类可以占到每天谷类摄入量的1/3。比如煮饭的时候抓一把糙米、小米、藜麦；早餐用杂粮粥等代替白米粥。

多吃蔬菜，颜色丰富

新鲜的蔬菜富含人体所必需的维生素、矿物质和膳食纤维，而且体积较大、能量密度低，又有很强的饱腹感，饮食中用蔬菜替代能量密度高的食物，可以减少热量的摄入，达到控制体重的目的。

颜色较深的蔬菜营养价值更高，建议至少一半是深绿色、橙黄色的蔬菜。

天天喝奶，每天2杯

牛奶营养丰富，对儿童的健康成长非常重要。牛奶中丰富的优质蛋白和钙可以帮助控制体重，降低儿童超重和肥胖的发生风险。养成每天喝奶的习惯，保证300毫升以上的奶量。

除牛奶以外，也可以选择其他形式的奶制品，但避免选择乳饮料，其中的糖分不利于控制体重。

一日三餐，规律进餐

学龄前儿童应该遵循"三餐两点"的模式，也就是3顿正餐，2次加餐；6岁以上的学龄期儿童，遵循"一日三餐"，也就是规律地吃好早餐、午餐和晚餐，根据需要可以适当加餐。

"规律进餐"的意思，就是在一天中相对固定的时间段内吃东西。在满足总热量和营养素需要的基础上，在固定时间摄取食物有一定的健康意义。

预防和控制超重肥胖的第一步，就是规律进餐，两次正餐之间间隔4~6小时，避免过饥过饱。

每天吃早餐，吃好早餐

不吃早餐可能会增加人体对饥饿信号的敏感性，导致食欲增加，或是在午餐、晚餐时容易摄入过多热量，造成体重增加。另外，早餐食物种类单一也会增加儿童肥胖的发生概率。

早餐提供的热量应占全天总热量的**25%~30%**，早餐食物种类要丰富，应该包括谷薯类、蔬果、鱼禽肉蛋、奶豆坚果四类食物中的三类及以上。

- 谷薯类：如馒头、花卷、全麦面包、面条、米饭、红薯等。
- 蔬果：如菠菜、番茄、黄瓜、苹果、梨、香蕉等。
- 鱼禽肉蛋：如鸡蛋、鱼、虾、鸡肉、猪肉、牛肉等。
- 奶豆坚果：如牛奶、酸奶、豆浆、豆腐脑、豆腐、核桃、榛子等。

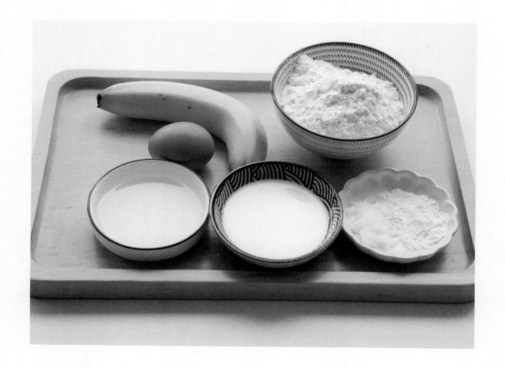

多在家吃饭，减少外食

在家吃饭的次数对孩子的体重影响也很大。经常在家吃饭，可以降低儿童超重和肥胖风险。外食更容易吃得过多，导致摄入更多热量，增加超重/肥胖、代谢性疾病的风险，尤其是以含糖饮料、炸煎烤为主的西式快餐，热量、脂肪密度非常高，会增加肥胖的风险，这里的"外食"还包括外卖等。

合理选择零食，少吃高能量密度食物

建议一天中零食提供的热量不超过总热量的**10%**。

比较健康的零食应该以天然食物为主，推荐新鲜水果、奶类和坚果，避免选择低营养价值、高能量密度的零食，如糖、钠、饱和脂肪含量较多的糖果、薯条、薯片等。这些食物可增加肥胖、血脂异常、糖尿病等的发生风险。

足量饮水，不喝含糖饮料

喝水可以增加饱腹感，降低总热量的摄入，对体重控制有一定帮助。养成每天足量饮水的习惯，主动、规律喝水，首选白开水。

另外，千万别小看果汁、碳酸饮料、奶茶等，它们是孩子摄入添加糖的主要来源，而且一不小心就容易喝多。常喝含糖饮料的孩子，体重更高。

吃饭时不看电视，专心进餐

吃饭时有电视等外界因素干扰，会减少孩子对食物的注意力，增加无意识进食，容易导致吃得过快、过多。

3 跟我做 | 控制体重食谱

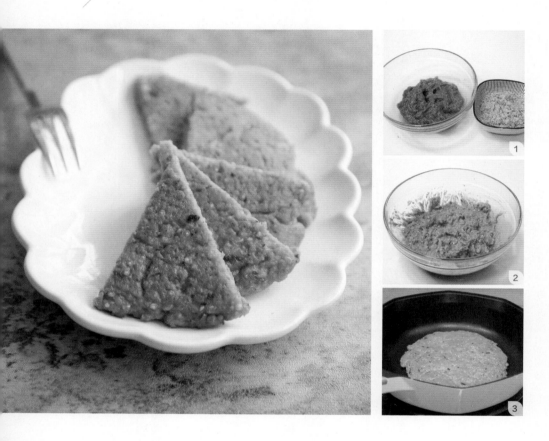

藜麦牛肉饼

食材 | 藜麦、蔬菜、全麦粉各50克，鸡蛋1个，牛肉150克。

步骤 | 1. 藜麦水煮15分钟；牛肉洗净、切块，蔬菜洗净、切碎，一起用料理机搅碎制成馅。

2. 馅中加入藜麦、全麦粉、鸡蛋，搅拌均匀。

3. 平底锅刷油，将拌好的馅摊入锅中，两面煎熟即可。

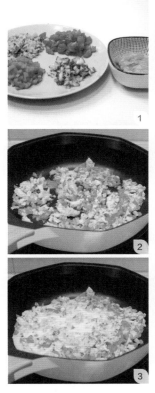

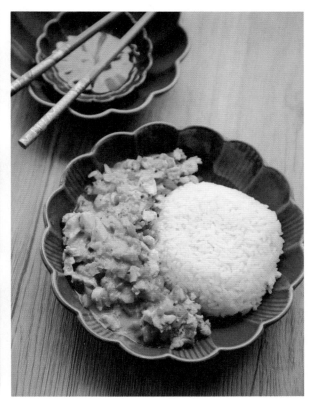

软香鸡肉饭

食材 熟米饭70克，鸡肉、牛奶、彩椒、西蓝花、小番茄、洋葱各适量，鸡蛋1个，柠檬汁、淀粉各少许。

步骤
1. 鸡肉洗净，切碎，用柠檬汁、食用油、鸡蛋清、淀粉腌片刻；彩椒、西蓝花洗净，焯水后切碎备用；小番茄去皮，切碎；洋葱洗净，切碎备用。
2. 锅中放少许油，下洋葱碎小火翻炒至透明，加入番茄碎，小火炒出汁，放入彩椒碎、西蓝花碎、鸡肉碎略翻炒。
3. 加热水或牛奶，小火慢煮至鸡肉软烂，大火收汁，装盘配米饭。

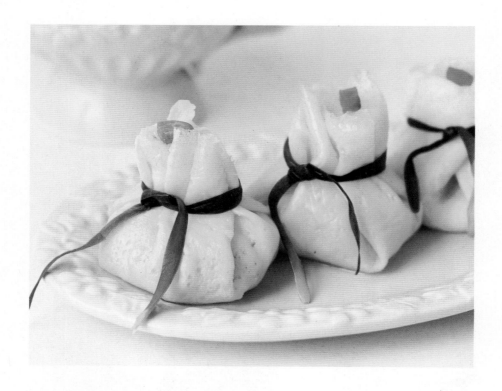

三文鱼杂蔬蛋包饭

食材 | 番茄1个，鸡蛋2个，三文鱼30克，玉米粒、青豆、胡萝卜各适量，大米50克，蒜片少许，韭菜叶几根。

步骤 | 1. 大米淘洗后倒入锅内，1∶1加水，煮熟。

2. 番茄洗净，去皮，切丁；胡萝卜、三文鱼分别洗净，切丁；鸡蛋打散备用。

3. 不粘锅倒适量食用油，倒入蒜片炒香，加入番茄丁炒出汁，倒入胡萝卜丁、三文鱼丁、青豆、玉米粒，翻炒均匀，加适量水翻炒一会儿。

4. 加入煮好的米饭，继续翻炒均匀，盛出备用。

5. 不粘锅抹薄油，倒入蛋液，煎成蛋皮备用。

6. 蛋皮铺在盘子上，码上炒好的馅料，包好后用韭菜叶扎紧口即可。

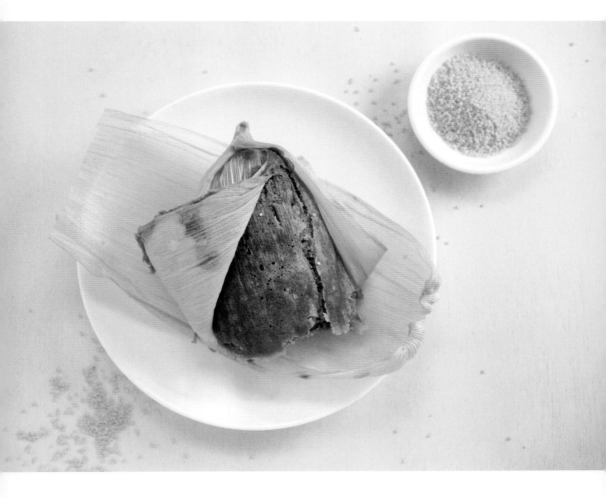

荷香小米蒸红薯

食材 | 小米80克，红薯250克，荷叶1张。

步骤 | 1. 红薯去皮，洗净，切条；小米洗净，浸泡30分钟；荷叶洗净，
　　　　 铺在蒸屉上。

　　　 2. 将红薯条在小米中滚一下，裹满小米，放入蒸屉中，蒸笼上汽
　　　　 后，蒸30分钟即可。

保护孩子视力 从吃开始

Part 9

1 与视力健康密切相关的营养素及明星食材

叶黄素、玉米黄质

叶黄素和玉米黄质是类胡萝卜素，对视网膜黄斑区的健康非常重要，是构成黄斑区的重要营养物质。摄入充足的叶黄素可以保护视网膜的正常发育，减少蓝光对眼睛的损害。叶黄素有很强的抗氧化性，可以清除光线产生的自由基，减轻视网膜的氧化损伤。

另外，长时间用眼、使用电子产品容易产生视疲劳。叶黄素能预防眼睛光损伤，防止眼睛发生生理结构和功能变异。

来源：深绿色和橙黄色蔬果。

举例：苋菜、芹菜叶、菠菜、小白菜、西蓝花、豌豆、柿子椒、南瓜、胡萝卜、木瓜、柑橘等。

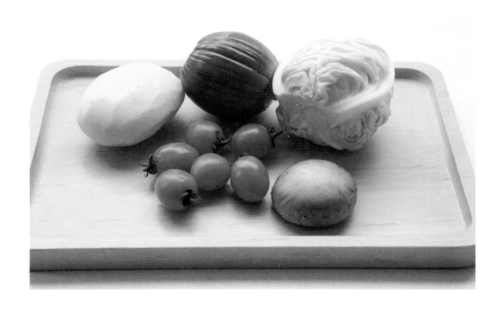

维生素A　维生素A参与体内视紫红质的形成，视紫红质是一种感光物质，光线会影响它的合成。当体内缺乏维生素A时，视紫红质的生成减少，造成夜间暗适应能力下降，也就是在黑暗环境下眼睛要很久才能适应。另外，维生素A缺乏还会导致角膜干燥，引起角膜和视网膜病变等问题。

来源：动物肝脏、橙黄色和深绿色蔬果。

举例：猪肝、鸡肝、蛋黄、全脂奶、南瓜、芒果、木瓜、胡萝卜、西蓝花、菠菜、羽衣甘蓝、豌豆苗等。

维生素C　维生素C作为抗氧化剂可以维持眼睛的晶状体健康，增强眼球细小血管韧性。如果维生素C摄入不足，可能会导致晶状体混浊，眼睛看物体的清晰度就会降低。

来源：新鲜蔬果。

举例：彩椒、西蓝花、大白菜、苋菜、菠菜、菜薹、鲜枣、猕猴桃、草莓、山楂等。

B族维生素　用眼过度会增加B族维生素的消耗，导致眼干、视网膜疲劳等情况。因此，对于用眼频率比较高的人群来说，日常需要注意B族维生素的补充。

来源：全谷物、动物内脏、豆类、乳蛋类、畜禽鱼类等。

举例：燕麦、糙米、小米、猪肝、鸡肝、黄豆、豌豆、牛奶、酸奶、鸡蛋、牛肉、猪肉、鲫鱼等。

维生素E　维生素E是脂溶性的维生素，可以增强叶黄素的抗氧化能力，保护视网膜上皮细胞免受氧化损害，还可以抑制眼睛晶状体内脂质过氧化，改善眼部血液循环。因此，充足的维生素E对于眼睛健康至关重要。

来源：全谷物、坚果、绿叶蔬菜、植物油。

举例：植物油、奶酪、杏仁、核桃、花生、牛油果、南瓜、菠菜、燕麦等。

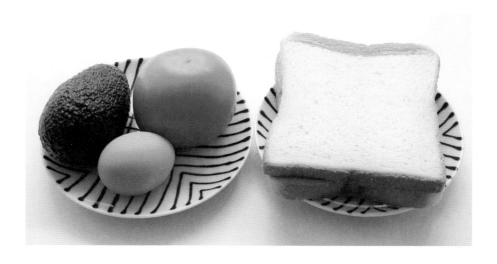

| 钙和锌 | 钙是一种重要的信使，如果视神经缺钙，容易出现视疲劳和注意力分散。
锌是一种重要的微量元素，是很多酶的活性因子。眼睛里锌的含量很高，可能与视网膜中视觉形成有关。
来源：奶及奶制品、绿叶蔬菜富含钙；红肉、贝壳类、动物内脏富含锌。
举例：牛奶、酸奶、奶酪、荠菜、苋菜、油菜、小白菜、西蓝花、豆腐干、黑芝麻、猪肝、牡蛎、花生、小麦胚芽等。 |

| DHA、
花青素 | DHA与维持眼睛感光器、视觉皮质等正常功能有关，缺乏DHA可能引起视网膜功能退化、眼睛干涩等问题。尤其对于使用电子屏幕比较多的人群，DHA可以缓解长时间用电脑后的干眼症状。
花青素作为超强的抗氧化营养素，可以促进视紫红质的合成，稳定眼部微血管，增强眼部血液循环，缓解因疲劳引起的视物模糊。
来源：富脂鱼虾和紫色食物。
举例：三文鱼、鳕鱼、比目鱼、沙丁鱼、带鱼、扇贝、蓝莓、桑葚、紫甘蓝、紫薯等。 |

2 这些习惯容易导致近视

目前没有任何研究证明饮食跟近视度数的增加，或是预防近视有明确的关系。有研究发现，父母中有一方或双方近视，其子女患近视的比例将大大提高。

1. 长时间使用电子产品

近距离用眼和长时间使用电子产品，是引起近视的高危因素。并不是说看电子屏幕更容易近视，而是电子屏幕相比看书、看绘本、写字、画画来说，持续的时间容易更长，姿势也容易不规范。使用电子产品时，容易忽略周围的环境光线，昏暗的环境会加重视觉疲劳。

美国儿科学会有儿童使用屏幕时间的建议。

- 18月龄以下：不应使用视频电话以外的电子屏幕。
- 18~24月龄：选择高质量的节目，并跟孩子一起观看。
- 2~5岁：每天最多1小时，但每15分钟需要休息下。

知识加油站　健康护眼的"20-20-20原则"

　　"20-20-20原则"，即近距离用眼20分钟，就向20英尺（6米）以外的距离看20秒。这个原则适用于所有的纸质书、电脑、手机等。

2．缺乏阳光下户外运动

光是户外活动还不够，还需要在有阳光的白天！有观点认为，阳光进入瞳孔后刺激视网膜分泌多巴胺，多巴胺可以抑制眼轴的增长——而儿童近视的本质就是眼轴被拉长导致的。有研究发现，与平时活动相比，6岁儿童在学校增加40分钟的户外活动，可以降低未来3年近视的发病率。因此建议每天至少保证2小时的户外活动时间。

其他保护机制还包括：高照度、维生素D、身体活动、昼夜节律、减少近距离用眼等。

3．忽视视力检查

对孩子来说，幼年期如果发生近视，很容易增加成年期高度近视的发生。定期做好视力的筛查，做到有问题早发现、早干预、早治疗。

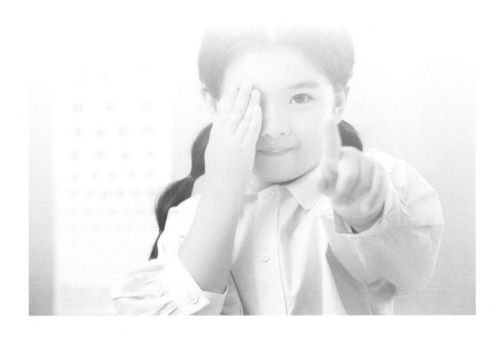

3 跟我做｜有益视力食谱

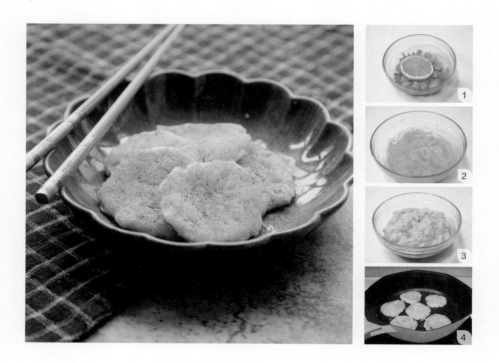

三文鱼南瓜土豆饼

食材 ｜ 三文鱼70克，南瓜、土豆各100克，鸡蛋1个，柠檬片、盐、黑胡椒粉各适量。

步骤 ｜ 1. 三文鱼用柠檬片腌制10分钟去腥，切小块备用。

2. 南瓜、土豆洗净，去皮切块，放入蒸锅蒸熟，取出装盘，用勺子碾碎。

3. 加入三文鱼，打入鸡蛋，混合均匀即为鱼泥。

4. 平底锅刷油，舀一勺鱼泥放入锅内压扁，小火定形后翻面，煎至两面金黄，用盐和黑胡椒粉调味即可。

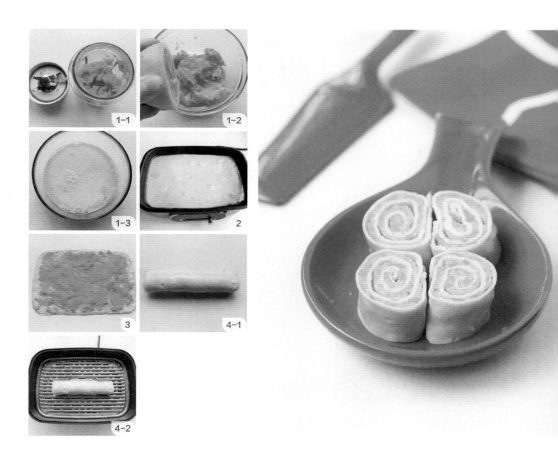

芙蓉蛋卷

食材 鸡蛋2个，虾仁50克，胡萝卜30克，盐、柠檬汁、白胡椒粉、水淀粉各适量。

步骤 1. 虾仁、胡萝卜洗净，放入料理机打成虾泥，加盐、白胡椒粉、柠檬汁拌匀；鸡蛋打散备用。

2. 平底锅内刷上一层薄薄的油，烧热后倒入蛋液，摊成蛋饼。

3. 把蛋饼平铺在案板上，稍稍放凉，然后用小勺舀虾泥，均匀地铺在蛋饼上。

4. 卷起成蛋卷，用水淀粉封口，上锅隔水蒸10分钟即可。

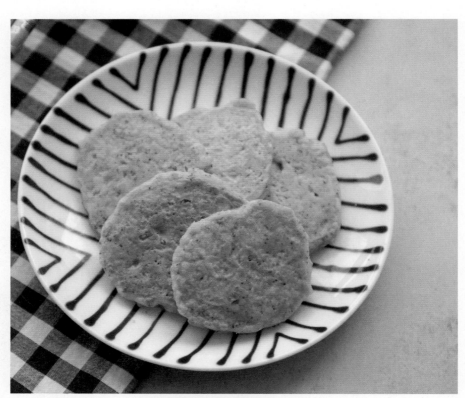

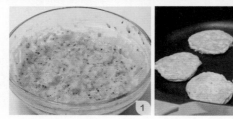
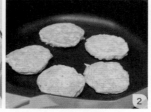

西蓝花胡萝卜鸡蛋饼

食材 │ 胡萝卜40克，西蓝花30克、鸡蛋1个，面粉50克，盐适量。

步骤 │ 1. 胡萝卜、西蓝花洗净，焯水后捞出，切碎，打入鸡蛋，加入面粉、盐，搅拌均匀。

2. 不粘锅倒适量油，用勺子舀一勺面糊放入锅内压扁，定形后翻面，待两面金黄即可。

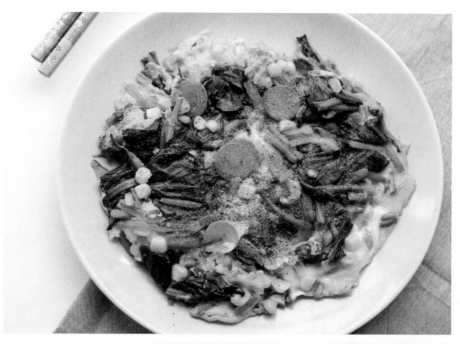

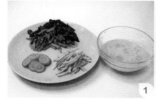
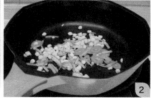
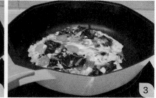

菠菜玉米烘蛋

食材 | 鸡蛋2个，菠菜100克，胡萝卜、玉米粒、洋葱各20克，黑胡椒碎、盐各少许。

步骤 | 1. 菠菜洗净，焯水，捞出，切小段；胡萝卜洗净切片；洋葱洗净切丝；鸡蛋打散。

2. 锅内放少许油，小火煸炒胡萝卜片、洋葱丝和玉米粒，约1分钟。

3. 加入菠菜段，倒入蛋液，盖盖，至蛋液凝固，加入黑胡椒碎和盐，关火，用余温加热1分钟即可。

注意！这些症状和行为可能是缺乏营养

Part 10

1 免疫力差、易生病宝宝的营养指南

免疫力到底指什么

通俗来说，"免疫力"是指身体对外界病菌的抵抗能力，更专业的叫法是"免疫系统"，它包含免疫器官、免疫细胞和免疫因子等。免疫一般包括两种：一种是先天性免疫，即生来就有，比如皮肤能把病菌阻挡在体外；另一种是获得性免疫，是后天生成的，比如在与病菌对抗过程中产生的抗体，具有记忆力，下次碰到相同的病菌时，就能很快识别出来并抵御它。这两种免疫相互合作，保护人体的健康。

关于免疫力，以下问题你需要了解。

 宝宝经常生病，是免疫力弱吗？

不一定。

宝宝生病频率比较高，并不意味着他的免疫力就比不生病的宝宝弱。绝大部分宝宝经常生病，是因为接触了外界病菌。在与病菌对抗的过程中，免疫系统得到锻炼，继而增强免疫力。有些宝宝不生病，有可能是家长保护得太好，对于宝宝的免疫系统未必是好事。

从患病频率上看，2岁以内的宝宝一年内患8次以上的感冒都是正常的。随着孩子逐渐长大，免疫系统也逐渐成熟，基本上到10岁左右，就有跟成人差不多的抵抗病毒的能力。

 免疫力越强越好吗？

并不是，免疫力过强可能会伤及自身。

免疫系统并不是越强越好，如果防御过头，可能会发生超敏反应。防御功能过低，可能会发生感染，导致疾病。防御功能缺失，可能会导致免疫缺陷性疾病。所以维持免疫平衡更重要。

 吃什么东西可以提高免疫力？

迄今为止，没有哪一种食物能直接提高免疫力。任何单一食物的作用都是有限的，但是通过均衡饮食，能为免疫系统提供营养补给。

 乳铁蛋白可以提高免疫力吗？

乳铁蛋白并不是提高免疫力的神器。母乳是乳铁蛋白最佳的天然来源，但是母乳能提高宝宝免疫力不仅仅是乳铁蛋白的作用。目前关于乳铁蛋白的研究主要集中在临床研究阶段，并且剂量和给予方式并不相同。母乳喂养、均衡饮食、坚持锻炼、不滥用药物、做好预防性疫苗接种、注意个人卫生，才是提高免疫力最切实可行的方法。

 益生菌可以提高免疫力吗？

益生菌对健康有一定益处，但是益生菌家族太过庞大，很多产品存在夸大宣传的情况。家长应明确知道，益生菌不是万能药，只有特定的情况、特定菌种菌株、足够的活菌数量才能让益生菌发挥作用。

提高免疫力，从这2件事做起

好好吃饭，好好喝奶

宝宝最初的抗体来自妈妈。母乳尤其是富含抗体的初乳，可以帮助宝宝进一步建立自己的免疫力。

除了喝奶，添加辅食后还要保证饮食均衡，这是形成良好免疫力的基础。

接种疫苗，对抗疾病

疫苗会刺激免疫系统产生大量针对该疫苗抗原的有效抗体以及相应的记忆细胞，使宝宝在被病菌侵袭时获得最大程度的保护。因此一定要按要求给宝宝接种疫苗。

如何判断宝宝是否患有免疫缺陷病（IDD）

感染

- 一年中出现多次新感染，包括眼、口和生殖器区域的皮肤和黏膜感染
- 感染需要静脉输液，并使用抗生素
- 2种及多种严重感染，例如败血病
- 持久性鹅口疮（口腔真菌感染）
- 一年中有2次或更严重的鼻窦感染
- 抗生素在2个月或更长时间内几乎没有作用
- 一年内出现2次或以上的肺炎

可以看见的表现

- 严重湿疹
- 严重的皮肤感染
- 婴儿期无法成长和增重
- 淋巴结肿大
- 严重的慢性消化问题，如痉挛和腹泻

身体内部的变化

- 自身免疫性疾病，例如红斑狼疮、类风湿关节炎或1型糖尿病
- 肝脏等内脏器官的炎症和感染、脾脏肿大

有原发性免疫缺陷疾病（PIDD）的家族史

 判断宝宝免疫系统是否有问题，除上面提到的症状外，还需要通过其他医学检查综合判断。

2 夜间磨牙是缺钙吗

　　磨牙是咀嚼肌非自主收缩，上下牙紧紧咬在一起滑动发出声音的现象。磨牙多在睡眠时发生，儿童期发生磨牙的比例较高。不过，发生频率会随着年龄增加而下降。

　　目前引起磨牙的原因还不明确，也没有确切的证据证实蛔虫病或缺钙与磨牙有关系，但下面这些因素可能会导致磨牙。

出牙期　孩子在出牙阶段，包括乳牙萌出、恒牙替换这两个时期是出现磨牙的高峰期，此时的磨牙可能是长牙阶段的特殊生理现象。过了这个阶段，磨牙现象会自行缓解。

心理因素　精神紧张、心理压力过大、焦虑、抑郁等也可能会导致磨牙。当孩子遇到突发事件产生较大压力或精神过于兴奋时，夜间磨牙的频率也会增加。

食物和药物　咖啡因摄入过量等也可能导致夜间磨牙。家长应减少给孩子提供容易引起兴奋的食物，如含咖啡因的可乐、咖啡、奶茶、巧克力等。另外，一些抗抑郁药物、抗精神病药物也会导致磨牙。

咬合问题

有观点认为牙齿咬合不良也会引起磨牙。如果发现孩子咬合不良，可以在医生指导下佩戴咬合垫，保护牙齿。

遗传因素

如果父母有睡觉磨牙的情况，孩子磨牙的发生概率可能更高。

大多数情况下，孩子夜间磨牙并不会对身体健康造成太大影响，轻微的磨牙也不需要治疗。但长期磨牙会导致牙齿的磨损、牙齿敏感等，也会导致口腔软组织（舌头、嘴唇、脸颊）损伤、颞下颌关节疼痛和功能障碍等。夜间磨牙也可能会影响睡眠，造成睡眠质量下降、白天疲劳等。

总之，对于过了换牙期仍然频繁磨牙的儿童来说，建议及时去医院口腔科或耳鼻喉科就诊，排除其他原因。不过，对大部分孩子来说，磨牙只是生长发育中的正常生理现象，不用过于担心。

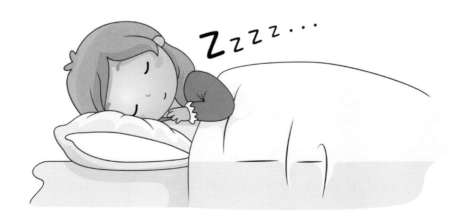

3 孩子为啥喜欢咬指甲

在日常生活中，孩子偶尔觉得无聊、好玩会出现咬指甲的行为，家长不用太焦虑。但长期高频的咬指甲会影响牙齿的正常发育，还会导致指甲发育异常，可能引发甲沟炎、甲板损伤等。在有口腔不良习惯的儿童中，25％的儿童会因为咬指甲而导致牙齿畸形。

咬指甲，不一定是寄生虫引起的

咬指甲在幼儿和青少年中非常常见，大约超过30%的7岁以上儿童和45%的青少年都有过咬指甲的习惯。但是咬指甲跟寄生虫之间并没有确切关系，有研究发现，咬指甲的孩子在进行驱虫之后，仍然会出现咬指甲的行为。

虽然咬指甲不等于有寄生虫，但很多寄生虫的感染跟咬指甲的行为密切相关。因为孩子指甲缝隙里存在大量的致病性微生物、寄生虫卵等，啃食的过程这些致病性微生物和虫卵就容易进入人体，从而增加感染消化系统疾病、寄生虫病的风险。

咬指甲，是缺锌吗

人体缺乏锌，味觉的敏感度会降低，严重时会引起异食癖，即喜欢吃奇奇怪怪的东西，比如指甲、泥土、铁屑等。有研究发现，对有咬指甲行为的孩子进行补锌后，其症状会缓解或消失。所以，有些咬指甲可能是缺锌导致的。

除了咬指甲的习惯以外，还要关注孩子是否有挑食偏食、食欲不振、生长发育迟缓等症状，有必要的话可以去医院找医生做相关的膳食回顾和检查。

咬指甲，更多的是心理因素

孩子咬指甲更多是精神因素导致的，比如情绪紧张、感觉到压力、焦虑、抑郁、自卑时，就会不自觉地咬指甲。孩子在受到批评、责骂的时候，也容易产生咬指甲的行为，产生的负面情绪反过来又会加重咬指甲的程度。

此外，孩子容易咬指甲通常也与缺乏安全感有关。家长应该更多地给予耐心和陪伴，减少孩子的负面情绪，及时地表达肯定和鼓励，增加孩子的自信心和安全感，培养健康良好的心理素质。

有一些方法可以缓解咬指甲行为，比如转移注意力，让孩子的小手和脑袋忙碌起来；注意及时修剪指甲，把指甲磨平整。但还是要找到孩子咬指甲的原因，才能真正从根本上解决它。

4 指甲的这些表现是因为营养不良吗

为人父母后总是非常关心孩子身上的任何变化，连孩子的指甲盖也不会放过。指甲上有白点是不是因为缺钙？指甲没月牙是不是身体不好？长倒刺是不是缺维生素？今天就来盘点一下与指甲相关的各种情况。

指甲上有白点

很多家长会看到孩子指甲上有白点，以为是因为缺钙造成的。

这种白点在医学上叫作"点状白甲症"，大部分是外伤引起的，比如轻微的挤压、碰撞等。如果伤及指甲根基，那长出来的指甲就会有个"小白点"。这种情况跟缺钙没有关系，即使补钙也不会改善。过几周等指甲长长些，新指甲长出来后，自然会改善。

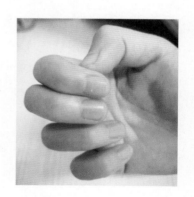

指甲上有竖纹

以前有长辈说指甲上有竖纹是肠胃不好，或是消化不良造成的。

事实上，指甲上的纹路是年龄增长的自然现象，不需要特别担心。但如果竖纹呈现暗红色或是变深变黑，则要及时咨询医生。

另外，横条纹的指甲纹路可能需要留意，排除糖尿病、外周血管疾病等情况。

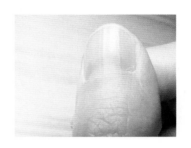

指甲上没有"小月亮"

指甲上没有"小月亮"是因为身体不好吗？

所谓"小月亮"，其实是指甲根部生长部位（医学上称"甲母质"）露在皮上的部分，就是没有变硬变透明的新指甲。指甲如果长得比较快，就比较明显，如果长得比较慢就看不到。这个"小月亮"有大有小，数量有多有少，但是都跟身体状态没有关系，别担心。

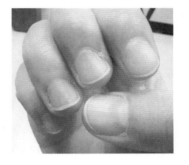

指甲长倒刺

长倒刺本质上是皮肤缺水所致，也可能与咬指甲、吃手指有关，而与身体是否缺乏营养素无关。如果已经长了倒刺，要用锋利的小剪刀剪掉，切勿直接撕掉。

平日应该注意给孩子及时修剪指甲，涂抹保湿霜。修剪指甲的时候不要剪得过短，两边也要修剪圆润，避免指甲过短造成甲沟炎。

5 孩子反复"烂嘴角"是什么原因

"烂嘴角"在医学上叫口角炎，在儿童和老人中很常见，尤其是冬春交替的时候容易复发。

口角炎只发生在嘴角的位置，症状为发炎、红肿、疼痛、开裂等，通常是两边都有，所以大家也会形象地把它叫作"烂嘴角"。

那是什么原因引起的口角炎呢？怎么预防呢？

口角炎是由过度潮湿和唾液浸渍以及白色念珠菌感染引起的，少数情况是金黄色葡萄球菌继发感染引起。对儿童青少年来说，常见原因就是喜欢舔嘴唇、流口水、吃手指等。

一些营养素缺乏也可能会导致口角炎，比如锌、维生素B_2、维生素B_6、烟酸等摄入不足。

关于口角炎的2个问题

1 为什么抵抗力低时容易出现

病毒和细菌无处不在，身体抵抗力好的时候不会被它们"攻陷"。当身体比较疲劳的时候，免疫力也处于较弱水平，病菌就容易趁虚而入。如果本身就有一些不良的口腔卫生习惯，也会加重口角炎的发生或反复。

2 口角炎是因为B族维生素缺乏吗

不一定。

嘴唇上发生什么问题，一般会想到吃点维生素B_2。维生素B_2确实对于黏膜健康有帮助，缺乏会引起口角炎、唇炎、舌炎等情况。

但如果孩子营养均衡，口角炎是由于舔嘴唇、流口水、吃手指等原因引起的，那么纠正习惯更重要。

孩子患口角炎怎么办

保持嘴角干燥，减少嘴角水分聚集。

涂抹凡士林或氧化锌软膏作为隔离。

保持口腔卫生。

养成良好的习惯，减少舔嘴唇、吃手、咬指甲的行为。

均衡饮食，保证蔬菜、肉类、蛋类、奶类的摄入充足。

若没有好转，可能有细菌或真菌感染，需进行针对性治疗。

6 脸色发黄是贫血吗

有的孩子脸色看起来黄黄的,是因为贫血吗?今天就来聊聊孩子脸色发黄最常见的两种情况。

情况1: 铁摄入不足

缺铁性贫血是脸色发黄比较常见的原因,皮肤看起来没有那么红润。皮肤健康红润有气色,很大程度需要依靠血液中充足的血红蛋白。如果没有足够的铁,那血液中就没有足够的氧气,皮肤的健康也会受到影响。严重贫血时,皮肤会变得苍白、发黄暗淡、弹性变差。

通过检查血红蛋白的指标就能确认是否为缺铁性贫血。根据世界卫生组织贫血诊断标准,6个月~5岁婴幼儿血红蛋白<110克/升,就属于贫血。

对策

对于缺铁性贫血引起的脸色黄,需要对症治疗,尽快纠正贫血和缺铁的状态。已经贫血,则需要及时服用铁剂,同时保证饮食中有血红素铁含量丰富的红肉、动物肝脏、动物血。植物性食物中的非血红素铁的吸收率比较低,补铁效率就没那么高了。

情况2：橙黄色食物吃多了

胡萝卜、红薯、南瓜、芒果、橙子等橙黄色的食物富含β-胡萝卜素，如果一次性吃太多或是每天连着吃，就容易变成"小黄人"。当血液中胡萝卜素含量太高，肝脏无法完全分解，会造成胡萝卜素血症。不过别担心，它只是会让皮肤看起来变黄，对身体影响并不大。

对策

解决的方法很简单，不需要任何治疗，只要减少这些橙黄色食物的摄入，皮肤的黄色就会慢慢消退，也不会对健康有任何影响。

以上是孩子脸色发黄最常见的两个原因，当然，新生儿阶段更有可能是生理性黄疸引起的。这种情况除了脸色黄以外，巩膜和黏膜也会有黄色。但基本上都在刚出生的一两周内发生，很好鉴别。

疾病因素引发的肝功能异常也会导致胆红素积累而使皮肤变黄，这种情况需要及时就医，排查病因，积极治疗。

7 孩子口臭是"上火"吗

总有家长来问我，宝宝嘴巴很臭，是不是上火引起的。下面就来聊聊孩子口臭常见的原因和解决方法。

1 口腔卫生差

绝大部分的口臭是来自口腔，口腔内的微生物会利用食物残渣、脱落的上皮细胞、龈沟液等物质，产生大量臭气，从而导致口臭。这些臭味大部分都是牙齿间的食物残渣，和舌头后半部的舌苔引起的。想要消除这些臭味，家长要督促孩子好好刷牙、清理舌苔、使用牙线。

好好刷牙　孩子从出生开始，就应该每天清洁口腔。等到长出第一颗乳牙后，就要刷牙了，每天早晚各刷1次。长牙前或者刚长出1~2颗牙的时候，家长可以把纱布或指套牙刷（硅胶质地，比较软）包在或套在手指上，给宝宝按摩牙龈、刷刷舌苔、清洁牙齿。等长出多颗小牙后，可以选择小圆头的软毛牙刷刷牙。

清理舌苔　如果是没长牙的宝宝，家长可以用纱布裹住自己的手指头，以打圈的方式擦拭宝宝的舌头，去除喝奶引起的白色舌苔。每次刷完牙后都要给宝宝清理下舌苔。如果是5岁以下的婴幼儿，可以用软毛牙刷轻轻地刷几下舌头；5岁以上的孩子，可以使用儿童刮舌板，当然用牙刷也可以。要让孩子尽量伸长舌头，因为后半部才是口臭的来源。当然，这部位会引起不适（咽反射），所以一定要轻轻刷，速战速决。

使用牙线　刷牙虽能帮助清洁牙齿表面的残渣，但对牙齿缝的食物残渣无能为力，牙线就能很好地解决这个问题，对孩子来说也是安全的。牙线有两种，一种是牙线棒，另一种是牙线圈，相对来说，牙线棒更容易使用。当然，这两种都需要家长的帮助。

2 口干

唾液能帮助清洁口腔，当它流动的时候，可以冲洗掉口腔内的食物残渣、微生物以及脱落的口腔黏膜细胞等。如果清理不及时，口腔内的微生物会发酵食物残渣中的糖，产生难闻的气味。孩子精力旺盛，很容易出汗、嘴巴干。如果没有及时补充水分，会导致唾液分泌不足，引起口干。

因此，带孩子外出活动的时候，记得随身带水，隔一段时间（比如半小时）就让孩子喝几口。如果孩子不喜欢喝水，就选择一些富含水分的水果帮助孩子补充水分，但这不能完全替代喝水。

3 刺激性食物

吃了大蒜和洋葱之后，嘴巴里会产生一种难以形容的臭味。所以孩子吃完这些食物后，家长应帮助孩子漱口，甚至刷牙。5岁以后的儿童可以选择咀嚼口香糖。口香糖具有黏性，可以黏合一些牙齿上的小颗粒食物。另外，大多数口香糖口味比较清新，可以缓解口臭。即使误吞了口香糖也不要太担心，它会随粪便自动排出来的。

4 龋齿等口腔问题

如果孩子患有龋齿、牙龈炎等口腔问题，也会引起口臭。所以需要定期检查牙齿和口腔。一般在宝宝长出第一颗牙齿后，就需要去医院检查，之后每半年去一次。这样可以及时发现，把龋齿消灭在萌芽中。

5 鼻子里有异物

还有一类口臭仅发生在小宝宝身上，就是鼻腔内有异物。这类情况主要是孩子趁家长不注意，把一些玩具（小圆珠）、食物（米粒、小豆子）等塞进鼻子里。食物在鼻腔内待久了，引起鼻腔感染而出现异味，也会被误认为是口臭。但需要家长带孩子去医院做相应的检查才能确诊。

6 呼吸方式不正确，用嘴呼吸

用嘴呼吸也会导致口臭，这是因为嘴巴半张的状态会使口腔内的唾液变干，引起口臭。

孩子张口呼吸原因比较复杂，可能是鼻腔方面的问题（比如鼻塞），也有可能是一种习惯性动作（比如睡眠时张口呼吸），需要去医院找五官科医生检查。

> **知识加油站**
>
> 如果孩子持续口臭，同时还有其他不舒服的表现，则有可能是其他疾病引起的，需要警惕。
>
> - 鼻窦炎：鼻窦脓液引起异味。
> - 扁桃体炎：扁桃体发炎引起异味。
> - 胃食管反流：食物在胃肠消化后往上反流产生的异味。
> - 肺部疾病、糖尿病、肝肾疾病：口腔会产生特殊气味。

Part 二

生病期间的护理和喂养原则

1 感冒

冬天是感冒高发的季节，感冒的时候很容易没胃口，因此很多人认为感冒发热时应该要"清淡饮食"。其实感冒没胃口很正常，因为此时身体的免疫系统开始工作，消化液分泌会减少，胃肠蠕动也会减慢。但如果因此只喝白粥、吃烂面条，会导致优质蛋白摄入不足，反而会影响身体的恢复。

感冒饮食总原则

1. 摄入充足的水分

普通感冒是自限性疾病，感冒后除了要多喝水（多喝奶），也可以吃其他流质、半流质食物。重点是保证充足的液体，加快体内代谢。

2. 不强迫进食

生病的时候如果没什么胃口，不必强迫孩子多吃，也不用追求短时的均衡饮食。可以尝试少食多餐，变化形式。

3. 不要添加新食材

添加辅食的孩子，在生病期间不适合添加新的食材。一方面，生病的时候抵抗力较差，容易发生过敏等情况；另一方面，这个时候胃口也不好，会影响孩子对新食材的接受度。

感冒的4个饮食误区

1 感冒能吃"发物"吗

现代营养学上并没有针对"发物"的科学解释，一些所谓的"发"现象，可能是过敏引起的。

蛋白质含量比较高的食物容易成为过敏原，因此鸡蛋、鱼虾常被认为是"发物"。所以，有些人一旦发生感冒、咳嗽、发热，就会将这些食物剔除。其实只要选择合适的烹调方式，这些富含优质蛋白的食物在疾病期间反而对身体恢复有帮助。

2 感冒可以吃鸡蛋吗

很多人认为感冒发热期间吃鸡蛋会加重发热症状。其实鸡蛋本身富含优质蛋白，是日常食物中高营养密度食物。

有些人生病期间吃鸡蛋导致不适，本质上是因为对鸡蛋产生了过敏反应。如果宝宝对鸡蛋不过敏，只要有胃口、吃得下，感冒时也可以吃。但要选择清淡的烹饪方式，比如做成蛋羹、蛋花汤，避免煎炸。

3 吃维生素C能预防感冒吗

关于维生素C是否能预防感冒，目前研究并没有一致的结论。有研究表明，定期补充维生素C并没有显著降低感冒的发病率；而另一些研究认为，补充维生素C（200～1000毫克/天），可辅助治疗感冒，改善感冒症状，缩短感冒时间。

对普通人来说，多吃新鲜蔬果，保证食物来源的维生素C，水分摄入充足，对于增强抵抗力是有好处的。

4 多喝热水有用吗

喝水可以保持身体的水分充足，缓解感冒带来的不适，保持口腔、喉咙的湿润。尤其是感冒引起发热、咳嗽等症状时，更需要充足的水分帮助降低体温，保持身体的舒适。

当然，并不是一定要喝热水，只要天气不是很冷，常温水也是可以的。如果不习惯白开水，可以试试淡柠檬水、淡水果茶等。

2 咳嗽

秋冬季是咳嗽高发的季节，咳嗽本身虽然不是什么"大问题"，但孩子一咳嗽，全家都难受。

引起咳嗽的原因很多，而咳嗽是人体的防御性神经反射，大多数咳嗽是人体的一种自我保护，是通过咳嗽的方式把细菌、病毒、痰液排出体外。所以，不要一听到咳嗽就想立刻止咳。

不同年龄咳嗽的家庭护理要点

急性咳嗽虽然大多数情况下不需要用药，但做好家庭护理可以有效减少患儿的不适感，减轻家长的陪护压力。

<3个月 及时就医。

3个月~1岁 家庭护理要点。

注意洗鼻

- 急性咳嗽如果伴随有鼻涕，可以使用生理盐水洗鼻。稀释和冲洗出鼻涕，让孩子呼吸更通畅，避免鼻塞后用嘴巴呼吸刺激上呼吸道。
- 大孩子（4岁以后）也可以引导自己擤鼻涕。

使用加湿器

- 太过干燥的环境会加重咳嗽的程度和频率，可以用加湿器将室内湿度保持在50%～60%。
- 注意定期清洁加湿器，防止细菌或霉菌生长。

缓解痉挛性咳嗽

- 洗个热水澡，让孩子处于温暖湿润的环境（如雾蒙蒙的浴室）。
- 温热的液体可以稀释痰液，帮助呼吸道放松，减少喉咙刺激导致的咳嗽。所以要喝足够的液体（喝奶或温水），保证体内水分充足。

预防呕吐

- 咳嗽严重时会引起呕吐。建议咳嗽期间减少喂食量，比如每次奶量不要超过60毫升，少量多次。

雾化治疗

- 雾化可以减轻孩子咳嗽的频率和程度，日常在家也可以用生理盐水做雾化，缓解上呼吸道的充血状态，减轻咳嗽和咳痰的症状。

1~6岁

除上述措施外，还可以使用蜂蜜进行缓解。喝未稀释的蜂蜜可以降低咳嗽频率和严重程度，同时稀释喉咙里的分泌物，使黏液变稀，减轻咳嗽。

蜂蜜的量：

- 1~5岁，半茶匙蜂蜜（2.5毫升）。
- 6~11岁，一茶匙蜂蜜（5毫升）。
- 12岁以上，两茶匙蜂蜜（10毫升）。

6岁以上

- 可根据情况使用止咳药，减少对喉咙的刺激。
- 可以试试吃点硬糖，在口腔中提供持久的甜味刺激和黏液保护层。

咳嗽的这些误区，别信

1 咳嗽就要马上止咳

咳嗽是人体的防御性神经反射，多数咳嗽是人体的自我保护，不推荐急性咳嗽患儿马上使用镇咳药治疗。

4岁以下孩子使用止咳药不利于痰液排出，且有呼吸抑制风险。4~6岁要在医生的建议下使用。6岁以上可以使用，但也可以不用。

有研究表明，右美沙芬治疗儿童咳嗽的效果并不优于蜂蜜。因此，盲目使用止咳药效果不一定好，还会增加不良反应的风险。

2 咳嗽会咳出肺炎

肺炎是呼吸系统感染，咳嗽是肺炎的症状之一，但是其他情况也会引起咳嗽。咳嗽只是结果，不是病因。咳嗽有时可以帮助清理呼吸道，对病情恢复还有好处。

3 咳嗽不能吃甜的

每次家里孩子感冒咳嗽，老人就会叮嘱别吃甜的。事实上，甜味的食物非但不会引发或者加重咳嗽，反而可能调节咳嗽的阈值，减轻咳嗽。目前其中的机制还不清楚。比如蜂蜜可以稀释喉咙里的分泌物，使黏液变稀，减轻咳嗽。

4 咳嗽不能吃冷饮

这点因人而异。

冰凉的液体或食物进入人体后，并不会影响人体的温度，但可能会刺激喉咙，加重咳嗽。咳嗽后喝温热的液体更能起到缓解的作用。

5 咳嗽有痰咳不出，要吃祛痰药

不推荐急性咳嗽患儿常规使用祛痰药治疗。目前缺乏祛痰药治疗儿童急性咳嗽有效性和安全性的研究报道，不同国家对祛痰药使用推荐存在很大差异。总体来说，不推荐2岁以下儿童使用祛痰药。

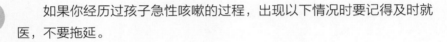

何时需要去医院

　　如果你不具备判断急性咳嗽程度的专业能力，遇事儿容易慌，可以及时去医院就医，同时要相信医生的诊断和处理意见。有时候医生可能什么药都没开，就让回家多喝水注意休息，放宽心遵医嘱就行。希望你成为一个理性、冷静的家长。

　　如果你经历过孩子急性咳嗽的过程，出现以下情况时要记得及时就医，不要拖延。

- 宝宝不到3个月。
- 咳黄绿脓痰。
- 呼吸急促、喘息、胸痛。
- 咳嗽同时发热，体温超过38℃。
- 急性咳嗽持续3周未见好转。
- 精神差。

3 腹泻

儿童几乎都经历过腹泻的情况，尤其是6个月～2岁的婴幼儿。那你知道孩子腹泻，需要关注哪些问题吗？

孩子腹泻，这些问题要知道

 腹泻了需要停奶吗？

不需要。

很多医生会建议拉肚子的宝宝"停奶"。但中华医学会儿科学分会、联合国儿童基金会等权威机构认为，宝宝腹泻后不需要停奶。母乳喂养的继续母乳喂养。可以增加喂养次数，缩短间隔时间。

 腹泻需要禁食吗？

不需要。

腹泻无脱水症状的情况下，不需要禁食，应该继续喂养。但如果出现脱水迹象，应及时给予口服补液盐，重度脱水患儿应及时就医。

不同的脱水状态表现如下：

查看：身体状况	良好、清醒	烦躁或易激惹	嗜睡或昏迷
眼睛	正常	眼窝凹陷	眼窝凹陷
口渴	喝水正常，无口渴	口渴、喝水急	喝水差，或者不能喝水
触摸：皮肤弹性	恢复原状迅速	恢复原状缓慢	恢复原状非常缓慢
分类	患儿**无脱水**	如果有两个或以上体征，则患儿**有些脱水**	如果有两个或以上体征，则患儿**重度脱水**

注：以上内容出自WHO《腹泻治疗：医生和高年资卫生工作者使用手册》

　　婴儿腹泻期间和之后应正常饮食，绝不可以减少或稀释。腹泻早期恢复喂养，可减少因为感染引起的肠道通透性变化，增强肠道细胞再生，促进肠道恢复，可以缩短病程。简单来说就是，继续喂养可以帮助恢复肠道健康功能，有助于身体恢复。

 腹泻只能喝粥吗？

　　不是。

　　很多妈妈发现宝宝腹泻后，第一反应就是赶紧煮点粥喝，其他都别吃了。无论什么原因引起宝宝急性腹泻，通常都会持续1~2周。腹泻会导致大量营养物质丢失，如果只喝白粥，热量和营养都不够，非常不利于宝宝恢复。

 腹泻不能吃鸡蛋？

　　不是。

　　鸡蛋是优质蛋白的良好来源，腹泻期间只要宝宝有胃口当然可以吃。可以选择容易消化的烹饪形式，如蛋花汤、蛋羹等。

 腹泻不能加新食材？

　　是的。

　　腹泻期间孩子身体还未恢复，抵抗力较弱，此时添加新食材若出现过敏的症状很难区分。因此，等孩子恢复健康之后，再添加新食材。腹泻期间继续吃之前吃过的、不过敏的食材。

 腹泻期间需要换"无乳糖奶粉"吗？

　　看情况。

　　关于这点，不同国家的建议有些许差异。WHO和欧美国家都认为没有必要更换无乳糖奶粉，我国2020年的建议是，"对配方奶喂养者，伴有乳糖不耐受可以选择低乳糖或无乳糖配方"。

WHO（2005）

非母乳喂养的婴儿至少3小时喂一次奶，没有必要更换腹泻患儿的特殊奶粉，这些奶粉是昂贵且不必要的。

美国疾病控制与预防中心（CDC）（2003）

配方奶喂养的宝宝可以继续使用原配方，通常不需要更换无乳糖配方或低乳糖配方。

一般来说，配方奶喂养的宝宝，除非出现明显的乳糖不耐受症状，否则不必更换奶粉。如果腹泻超过2周仍然没有好转，可以在医生的建议下做决定。

腹泻期间，这些饮食原则要记牢

我国5岁以下儿童腹泻的年发病率为20.46%，尤其是6个月～2岁婴幼儿发病率最高。其中，病毒感染引起的腹泻占大多数，最常见的是轮状病毒感染。因轮状病毒感染导致的腹泻多发于秋季，所以又被称为"秋季腹泻"。腹泻期间孩子很容易营养不良，肉眼可见地瘦一圈。下面这些饮食原则，千万记好了。

1. 添加辅食前，纯母乳喂养的宝宝

继续母乳喂养，增加喂养次数，缩短间隔时间。

2. 添加辅食前，配方奶粉喂养/混合喂养的宝宝

- 用正常浓度冲调奶粉，增加喂养次数，缩短间隔时间。
- 混合喂养的6个月以下婴儿应增加母乳喂养，减少其他食物（母乳以外的其他液体，并使用杯子而不是奶瓶）。

3. 添加辅食后的宝宝

- 多摄入液体，预防脱水。制作辅食时优先考虑水分含量高的形式，保证液体的摄入。如稠粥、烂面条、软饭、汤羹等。水、奶一定要勤给，必要时可以喝口服补液盐。1岁以下不建议喝果汁、蜂蜜水，也不要喝含糖饮料。

- 保证热量和蛋白质供应。腹泻期间适量的食物和营养摄入，可以修复腹泻引起的肠道黏膜损伤，帮助宝宝尽快恢复。在宝宝有胃口的前提下，多吃一些含优质蛋白的食物，比如鸡蛋羹、青菜瘦肉粥、肉糜炖蛋、香菇肉末面等。

- 清淡少油、易消化。腹泻期间要避免脂肪含量过高的食物，并采用清淡易消化的烹饪方式，多用蒸、煮、炖。也可以将食材捣碎或磨碎，使它们更容易被消化吸收。

  面条、粥都是合适的形式。此外，还可以给孩子准备一些固体主食，增加饱腹感，比如容易消化的发糕、馒头、无糖面包等，保证腹泻期间的热量供应。

- 避免高纤食物。牛油果、韭菜、木耳、芸豆、燕麦等富含膳食纤维的食物会进一步加重腹泻的症状，这个阶段应避免食用。

- 少食多餐，循序渐进。腹泻时不应该禁食，如每次进食量少，可增加喂养次数。并在纠正脱水后，尽早恢复饮食。

- 不强迫，不添加新食材。这点同感冒期间的处理方式。

- 高浓度单糖食物渗透压过高，会加重腹泻，包括碳酸饮料、果冻、罐装果汁、甜点心等，一定要避免。

腹泻期间，这些食物可以吃

婴幼儿和儿童腹泻是引起营养不良的重要原因。很多人都认为腹泻后应当清淡饮食，于是将富含优质蛋白的肉类、鸡蛋、鱼虾都忌口了。其实腹泻后应该多吃这些补充营养。不过在烹调方式上要更加注意。我们以常见的几种食材为例。

1. 谷类

对大孩子来说，要减少含糖糕点的食用，增加一些复合碳水化合物。一些脂肪含量很高的市售面包、蛋糕，并不适合腹泻期间给宝宝食用。而发糕等食品，在制作时食用油用量很少或没有，很适合腹泻期间食用，比如紫薯发糕、南瓜发糕、大米糕等。

2. 鸡蛋

鸡蛋蛋白是最容易被人体吸收和利用的优质蛋白。在腹泻期间，鸡蛋可以照常食用，但是可以制成水分含量多的形式，比如炖蛋、水波蛋、滑蛋等。

3. 肉类

腹泻期间吃肉类可以保证优质蛋白的供应，也可以帮助身体尽快恢复。建议选择低脂食材，比如鱼肉、虾肉、瘦肉。烹饪方式尽量以不加油或少加油为宜，如蒸瘦肉末、鱼片汤等形式。

4. 蔬果

新鲜蔬果可以提供充足的维生素和矿物质，还可以补充一定的水分，有利于腹泻期间各种营养素的补充。但要注意避开不溶性膳食纤维含量高的蔬果，如菌藻类、韭菜、豌豆、百香果、菠萝、桑葚等。

5. 酸奶

原味酸奶是高蛋白食物，可以给1岁以上的孩子选择无糖的酸奶。

出现这些情况请及时就医

如果孩子发生腹泻，并且伴有以下症状，请及时就医。

- 持续超过24至48小时的发热。
- 血便。
- 呕吐超过24小时。
- 呕吐物呈绿色、带血或咖啡渣状。
- 胃腹部看起来肿胀。
- 不吃不喝几个小时。
- 严重的胃腹部疼痛。
- 皮疹或黄疸（皮肤和眼睛呈黄色）。
- 有脱水迹象，比如哭得很少或没有眼泪、口干或嘴唇皲裂、表现得非常困倦或不那么警觉、眼睛凹陷、小婴儿囟门凹陷。

4 呕吐

跟咳嗽一样，呕吐也是一种人体自我保护反应。呕吐物通常带有微黄色，这是由于少量胆汁回流到胃中引起的。

孩子呕吐了，应该怎么办呢？

婴幼儿呕吐最常见的原因：诺如病毒感染

在儿童中引起呕吐的感染性因素主要是诺如病毒。诺如病毒感染可以发生在任何时候，但是通常在冬季爆发，因此也被称为冬季呕吐病或胃流感。

大多数感染诺如病毒的孩子以频繁呕吐为主要症状，严重时可吐出黄绿色胆汁，伴或不伴腹泻、腹痛、中低热，少见高热。尽管症状通常并不严重，绝大多数患者在一两天后就会康复，但如果频繁呕吐或腹泻，可能导致脱水、电解质紊乱等情况。

诺如病毒会高度变异，一个人一生可多次反复感染诺如病毒。也就是说如果你或孩子感染过一次，下次仍有中招的可能。

诺如病毒传染性很强，大人孩子都容易被感染。很多人觉得从腹泻的症状来看，诺如病毒跟轮状病毒有点像，可以参考下面这张对比表格，便于区分。

病毒类型	诺如病毒感染	轮状病毒感染
发病年龄	学龄儿童、成人多见	婴幼儿
高发季节	四季均发，12月至次年3月为高峰	秋冬季节，11月至次年2月
流行范围	幼儿园、学校、餐厅等集体发病	散发

续表

病毒类型	诺如病毒感染	轮状病毒感染
病程	短，2~3天	相对较长，7天
大便性状	稀水样便	水样便、蛋花样便
主要症状	呕吐、腹泻、恶心、头痛、腹部不适等（儿童以呕吐为主，成人腹泻居多）	发热、呕吐、腹泻（典型的蛋花样大便）腹泻症状较重
预后	预后较好，并发症轻，少见	并发症较多，如心肌损害等
预防	病毒高度变异，无疫苗	疫苗为主要手段

呕吐的护理

诺如病毒是自限性疾病，经过2~3天多数可随着病毒排出而自愈。可以针对腹泻、呕吐等症状对症护理，如口服补液盐预防脱水等。

○ **日常护理**

- 让孩子在家里好好休息。
- 多喝水或其他水分含量多的食物或液体，如果感到不适，可以小口喝。
- 继续用母乳或配方奶喂养，尝试少量多次喂奶。
- 孩子有胃口可以继续吃之前吃过的东西，没有必要回避或吃任何特定的食物。

○ **呕吐后可以吃什么**

- 如果孩子刚吐完，可以熬些大米粥、小米粥，少量进食补充热量。
- 如果孩子吃了不吐，并且感觉到饿还想吃，可以准备蛋花粥、面片汤、鸡蛋羹等。
- 尊重孩子的进食意愿，不想吃就别强迫。

○ **下面这些不要做**

- 不要给孩子喝果汁或碳酸饮料，它们会使腹泻加重（但是最新研究证明1∶1的苹果汁可以喝）。
- 用正常的浓度冲调配方奶，不要稀释。
- 不要给16岁以下的孩子服用阿司匹林。

○ **孩子呕吐，是否需要使用止吐药**

对于没有脱水迹象的孩子来说，不建议使用。但对于6个月及以上有轻度到中度脱水迹象的婴幼儿，可以口服一次昂丹司琼，帮助缓解呕吐，减少静脉补液需要。使用前要咨询医生，可能有高热风险的孩子不能使用。

除了昂丹司琼以外的其他止吐药不推荐使用，缺乏相关研究，而且可能有不良反应。

○ **诺如病毒感染可以吃抗生素吗**

抗生素对诺如病毒感染无效，反而会杀死肠道内的正常菌群，造成肠道菌群失衡，延长腹泻的持续时间！

○ **如何清洗和消毒被呕吐物或粪便污染的衣物**

呕吐物和粪便用马桶冲掉，并用沸水对坐便器进行冲洗。也可使用含有漂白剂的清洁剂，比如84消毒液进行清洗；污染的衣物立即脱掉，用热水和肥皂进行清洗；被污染的地面或物体用含有漂白剂的清洁剂进行消毒。

出现这些情况请及时就医

当呕吐伴随下面这些症状时，表明病情比较严重，建议及时就医。
- 新生儿或年幼婴儿囟门膨出。
- 小于3月龄婴儿喷射性呕吐。
- 意识改变、癫痫发作或局灶性神经系统异常。

- 长时间呕吐、极度嗜睡、体重明显下降。
- 吐血、便血。
- 明显腹胀、腹部压痛。
- 头部外伤史。

知识加油站

如何预防诺如病毒感染

诺如病毒暂时没有疫苗可以接种，做好日常预防很重要。

- 开窗通风，每天上午和下午至少开窗通风1次，每次30分钟以上。雾霾天气和使用循环风空气净化消毒器除外。
- 经常用肥皂正确洗手：饭前饭后便后，准备食物前后、更换尿布前后等。
- 若家长已感染诺如病毒，要避免给儿童准备餐食，避免与儿童密切接触，至少待症状消失后2天才可接触。
- 彻底清洗水果和蔬菜，牡蛎等贝类食物彻底煮熟后食用。
- 注意饮水卫生，避免给儿童饮用不洁的生水。
- 使用含氯消毒液彻底清洗并消毒被呕吐物或粪便污染的区域和衣物。
- 每天清洁马桶座圈，冲洗把手、水龙头、门把手等处。

5 缺铁性贫血

缺铁不仅会让宝宝免疫力下降、容易生病，还会影响体格发育，更重要的是，会对认知功能造成不可逆转的损伤。

贫血种类很多，如缺铁性贫血、溶血性贫血、地中海贫血等，但是发生率比较高的是缺铁性贫血。这是一种由于体内缺铁导致的营养性贫血。

我们都知道，人体输送氧气需要靠血液中的红细胞。血红蛋白是构成红细胞的重要物质，而铁又是血红蛋白的重要组成，所以人体正常运转少了铁可不行。得了缺铁性贫血，最关键的就是补铁。

宝宝贫血早知道

早期的铁缺乏很难被发现，基本没有什么典型的表现，大多数是在做血常规检查时才被发现和重视。当缺铁性贫血已经发生，其实提示缺铁的状态已经存在较长时间。

贫血宝宝可能会出现以下表现

- 免疫力低下，看起来比较虚弱、容易累。
- 食欲下降，比如厌奶、不爱吃饭，体重增加缓慢。
- 情绪烦躁，容易发脾气。
- 面色苍白，嘴唇、指甲颜色淡，眼睑没有血色。
- 口角炎，吞咽困难，指甲变得薄而平（匙状甲）。

知识
加油站缺铁性贫血需要重点关注的两个指标：血红蛋白、血清铁蛋白。

血红蛋白

判断是否贫血，主要看血红蛋白这个指标。

不同年龄段的宝宝贫血的判断标准不同，根据世界卫生组织贫血诊断标准，6个月~5岁，血红蛋白<110克/升即属于贫血。

- 轻度贫血：90克/升至正常下限值。
- 中度贫血：60~90克/升。
- 重度贫血：30~60克/升。
- 极重度贫血：<30克/升。

需要注意的是，某些疾病，比如病毒性感染，也可能导致血红蛋白暂时性下降。所以，建议家长带宝宝做血常规检查时，最好在宝宝健康状态下进行。

血清铁蛋白

当血红蛋白低于110克/升时，宝宝体内的铁缺乏情况已经持续一段时间了，在这期间也许已经造成了影响。所以，除了血红蛋白，还应该关心另一个和缺铁有关的指标，那就是血清铁蛋白。

血清铁蛋白是储存铁的主要形式，可以用来评价人体铁的储存量，是评价早期铁负平衡或铁缺乏的最佳指标。

从铁缺乏到缺铁性贫血一共要经历3个阶段，有的地方会分成4个阶段。前两个阶段，血红蛋白的指标通常都是正常的，但是血清铁蛋白从一开始就会降低，而血红蛋白只有到了最后的贫血阶段才会降低。家长如果担心宝宝缺铁，不妨去专业的医疗机构做一个血清铁蛋白测定（需要抽血）。

补充铁剂必须掌握的3个关键点

1. 吃够时间，定期复查

常见的缺铁性贫血治疗比较简单，只需要补铁即可，但补充的时长很重要。口服铁剂之后第4～5天血红蛋白开始升高，可能在治疗3～4周达到正常。通常建议1个月后复查血红蛋白，确认治疗效果。

一旦血红蛋白恢复正常，很多家长就把铁剂停掉了。事实上，当血红蛋白恢复正常后，至少还要持续1个月服用铁剂，直至体内铁储存量充足。太早停止补铁可能会造成缺铁性贫血复发。

2. 餐间服用，减少刺激

随餐服用虽然会减少肠胃刺激，但有可能降低非血红素铁的吸收，因此，建议在餐前1小时口服铁剂，同时可以与维生素C共同服用，以增加吸收率。

3. 吃够剂量，避免过量

铁剂虽然补血效果好，但是也不能补得过多，因为铁摄入过多也会有风险。短时间内大量补充铁剂可能会引起急性铁中毒，造成胃肠道出血性坏死，出现恶心、呕吐等，严重的还会休克和昏迷。因此，补铁剂不能无限制地大量服用。通常贫血的治疗剂量是3～6毫克/千克体重，还要在医生的指导下服用。

○ 关于铁剂选择和服用的其他注意事项

- 选择螯合铁形式，刺激性更小，宝宝接受度也会高些。氨基酸螯合铁比非螯合铁生物利用度更好，几乎不受植酸盐、草酸盐、磷酸盐及钙的影响，而且不容易引起胃肠道紊乱。
- 服用铁剂要从小剂量开始，如果没有不舒服，可以在1～2天内加至足量。
- 二价铁形式比三价铁更有利于肠道吸收。

- 避免与富含膳食纤维、钙的食物一起吃，可能会影响铁吸收，最好间隔1小时左右。
- 服用铁剂期间，可能会拉黑便，这是正常现象，不必过于担心。

光靠铁剂远远不够，这些食物来帮忙

铁剂可以尽快纠正贫血状态，但是不能吃一辈子，所以平时应该在饮食中增加含铁丰富的食物。

天然食物中的铁来源主要有动物和植物两种，二者都很重要，缺一不可。动物性食物中含有的血红素铁吸收利用率要高于植物性食物中的非血红素铁，因此应多吃含铁丰富的动物性食物。但是，植物性食物中的铁，因为摄入量比较多，也是日常膳食中主要的铁来源。

- 动物来源的血红素铁（以质取胜）：动物肝脏、红肉、血制品等。
- 植物来源的非血红素铁（以量取胜）：豆类、坚果、蔬菜、水果等。

食物中的非血红素铁受到膳食因素影响较大，可以通过搭配其他食物提高吸收率。

○ 促进因素

蔬果中富含的维生素C，能够促进食物中非血红素铁的吸收。新鲜蔬果还含有丰富的叶酸，可以预防因叶酸缺乏导致的巨幼红细胞贫血。

○ 抑制因素

膳食中抑制非血红素铁吸收的物质有植酸、草酸，茶和咖啡中的酚类物质等；牛奶中的钙等也会影响非血红素铁的吸收。因此服用铁剂的同时要减少浓茶、咖啡、可乐等含有单宁和多酚物质的食物，补铁的同时不要喝牛奶。

6 跟我做 | 生病期间食谱

【感冒】

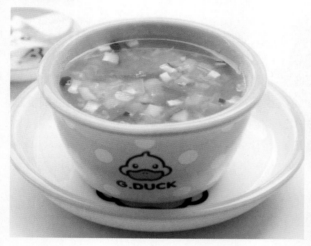

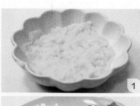

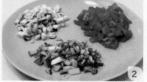

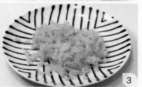

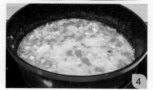

宝宝蔬菜浓汤

适合 | 半岁~3岁

食材 | 土豆、洋葱、番茄、鲜香菇、圆白菜各适量。

步骤 | 1. 土豆洗净，去皮切块，煮熟后捞出，放入料理机，加入适量水搅拌成泥。

2. 洋葱、番茄、香菇洗净，分别切丁。

3. 圆白菜洗净，焯水，捞出，切成适宜大小。

4. 锅内加入土豆泥和少量水，倒入洋葱丁、番茄丁、圆白菜碎和香菇丁，小火加热，慢慢搅拌至食材熟软即可。

| 小贴士 |

1岁内不要加盐及其他调味品。

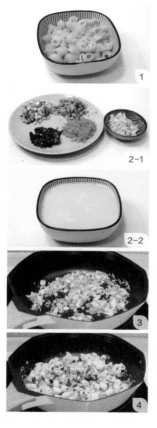

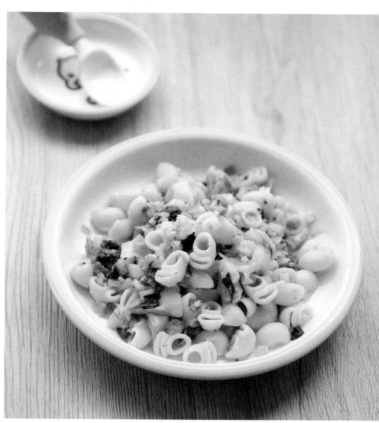

鲜虾玉米浓汤意面

适合 │ 半岁～3岁

食材 │ 意面、熟玉米粒、菠菜、西蓝花、胡萝卜、洋葱、虾仁各适量。

步骤 │ 1. 意面煮10分钟，捞出过凉。

2. 菠菜、西蓝花、胡萝卜、洋葱洗净，焯水后切碎；虾仁洗净，切丁；熟玉米粒加少许水打成玉米汁并过筛。

3. 锅里放少许油，爆香洋葱碎，放虾仁丁炒至变色，放除菠菜以外的其他蔬菜翻炒。

4. 放意面、玉米汁，待汁水快要收干的时候放菠菜碎，翻炒均匀即可。

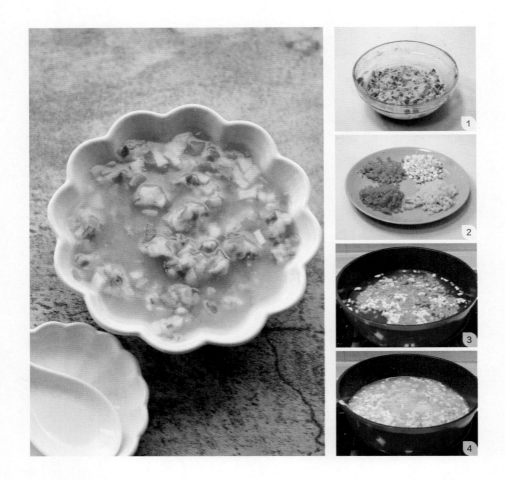

韭菜疙瘩汤

适合 │ 半岁~3岁

食材 │ 韭菜1小把，面粉、鸡蛋液、土豆、胡萝卜、南瓜、杏鲍菇各适量。

步骤 │ 1. 韭菜洗净切碎，加入等量面粉，搅拌均匀，再加入鸡蛋液，搅拌
成稠糊状。

2. 其他蔬菜洗净，去皮后切丁。

3. 热锅倒油，倒入蔬菜丁翻炒至变色，倒入适量水，大火煮开。

4. 待蔬菜变软时，用筷子夹起一团一团的韭菜面糊放入锅中，
煮5~8分钟即可。

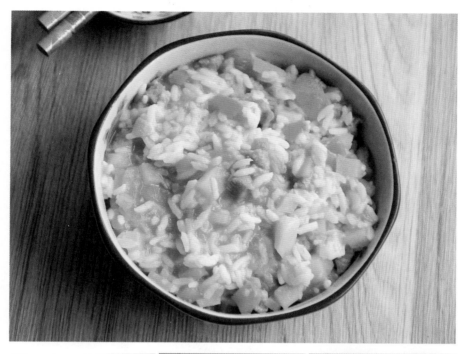

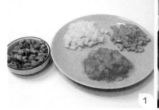
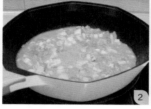
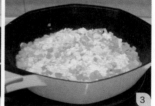

番茄牛肉烩饭

适合 | 3~6岁

食材 | 番茄、牛肉碎、熟米饭、胡萝卜、土豆各适量。

步骤 | 1. 锅中倒油，下牛肉碎炒至变色，捞出；番茄、土豆、胡萝卜洗净，去皮，切丁。

2. 锅留底油，下入番茄丁炒出汁，倒入土豆丁、胡萝卜丁、牛肉碎炒匀，加适量热水小火焖煮至土豆丁、胡萝卜丁变软。

3. 倒入熟米饭搅拌均匀，大火收汁即可。

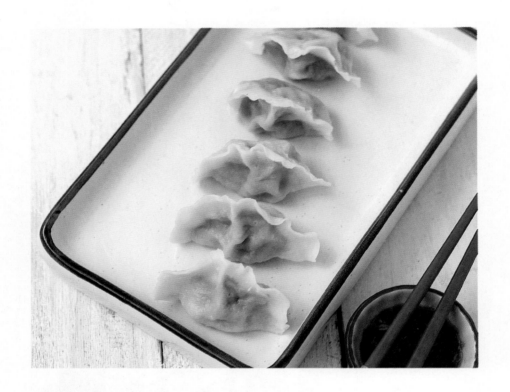

香菇虾仁翡翠小饺子

适合 | 3~6岁

食材 | 馅料：虾仁、胡萝卜各适量，干香菇1朵，虾皮粉、葱末、盐各
适量。

饺子皮：面粉150克。

步骤 | 1. 虾仁、香菇、胡萝卜洗净，放入料理机，加入虾皮粉、葱末、
盐，搅碎成泥。

2. 面粉加水，揉成光滑的面团。将面团揉成长条，揉搓均匀，切
成大小均匀的小剂子。

3. 案板上撒点干面粉，把剂子擀成皮，用传统方法包饺子，也
可以用模具制成小花形状。

4. 饺子下锅煮熟即可。多余的饺子可以分装后放入冷冻室保
存，随吃随煮。

【咳嗽】

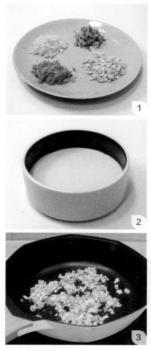

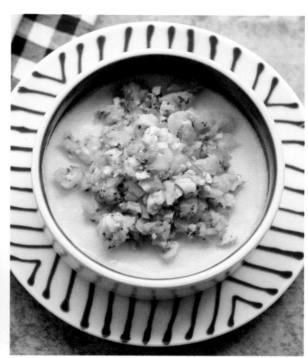

芙蓉鲜蔬干贝蒸蛋

适合 半岁~3岁

食材 干贝、胡萝卜各15克，鸡肉25克，西蓝花10克，鸡蛋1个，柠檬汁、水淀粉各少许。

步骤
1. 干贝用水泡发，加入柠檬汁蒸15分钟，切碎待用；鸡肉加柠檬汁煮熟，用料理棒打碎待用；胡萝卜、西蓝花焯水后切碎。

2. 鸡蛋打散，按1：1加入温水调匀，过筛，用保鲜膜包住碗口，用牙签扎几个小孔，入锅蒸10分钟。

3. 锅中放油烧热，将胡萝卜碎、西蓝花碎、鸡肉碎、干贝碎先后放入锅中翻炒，加少许水烧开，用水淀粉勾芡，出锅后倒在蒸蛋上即可。

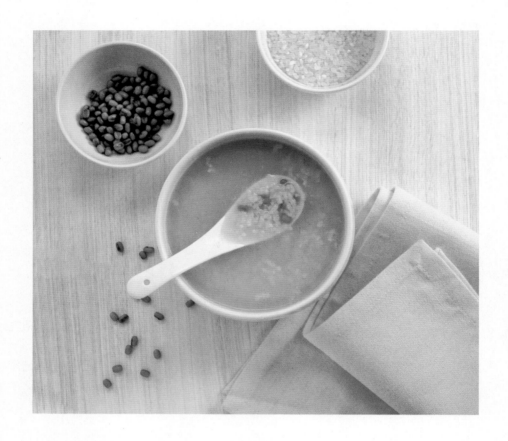

绿豆荷叶粥

适合 | 3~6岁

食材 | 大米30克，绿豆80克，鲜荷叶10克。

步骤 | 1. 绿豆洗净，用温水浸泡2小时；大米淘洗干净，用冷水浸泡半小时；鲜荷叶洗干净。

 2. 锅内加入适量清水、绿豆，用大火煮沸，改用小火煮至半熟，加入荷叶、大米，续煮至米烂豆熟，去除荷叶即可。

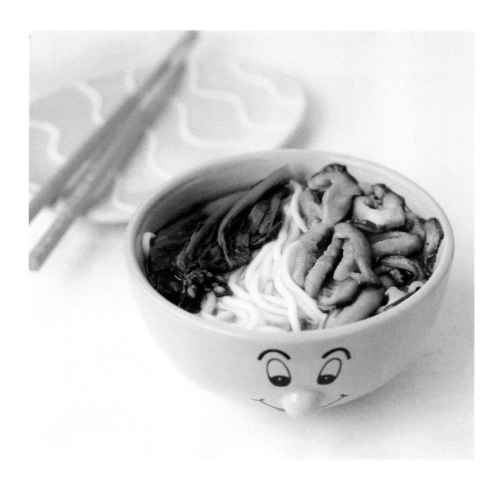

香菇肉丝汤面

适合 | 3~6岁

食材 | 菜心50克，鲜香菇1朵，猪肉30克，鸡汤、面条各适量，生抽、淀粉各少许。

步骤 | 1. 香菇洗净，切细丝；菜心洗净，掰开；猪肉洗净，切丝，加生抽、淀粉拌匀。

2. 锅中放入少许油，将肉丝炒至变色，放入香菇丝炒软，盛出。

3. 鸡汤放入锅内煮开，加入面条煮开，加入菜心煮开，盛出，盖上炒好的肉丝即可。

【 腹泻 】

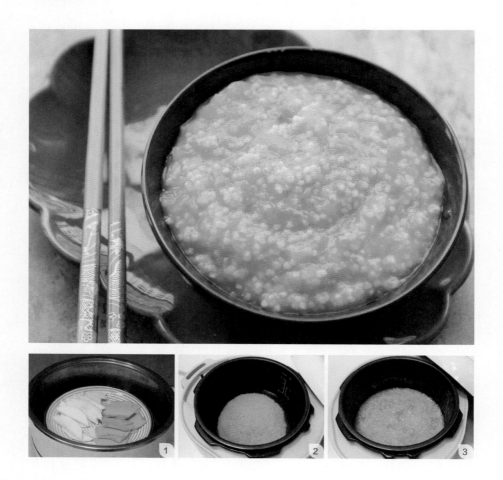

苹果南瓜小米粥

适合 | 半岁 ~ 3岁

食材 | 苹果、南瓜、小米各适量。

步骤 | 1. 苹果、南瓜洗净，去皮后切薄片，放入蒸锅大火蒸15 ~ 20分钟
至软，碾泥备用。

2. 小米淘洗干净，加水煮粥，中小火煮至米粒糊化。

3. 小米粥中加入南瓜泥和苹果泥，朝一个方向搅拌均匀即可。

奶香鸡蛋羹

适合 | 半岁~3岁

食材 | 鸡蛋1个，牛奶/配方奶/母乳适量。

步骤 |
1. 鸡蛋打散，加入等量奶，搅拌均匀。
2. 蒸锅上汽后，将装有蛋液的碗放入锅内，大火蒸10~15分钟，关火后闷5分钟即可。

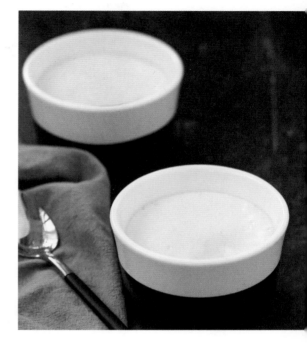

青菜肉末面

适合 | 3~6岁

食材 | 青菜30克，面条50克，猪肉20克，酱油、料酒各少许。

步骤 |
1. 青菜洗净，切碎；猪肉洗净，切末，用酱油、料酒略腌。
2. 锅中倒油烧热，下入肉末炒熟，放青菜碎炒熟，盛出。
3. 锅中水烧开，下面条，煮熟后捞出，加入炒好的青菜肉末即可。

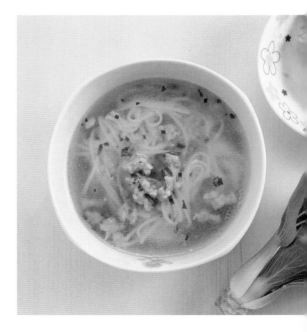

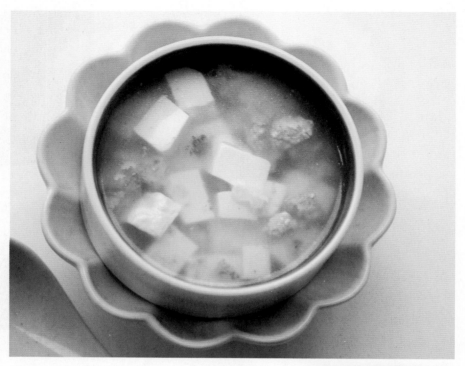

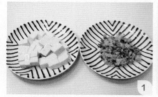 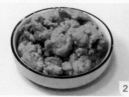 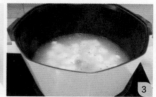

西蓝花豆腐羹

适合 | 3~6岁

食材 | 西蓝花、瘦肉末、豆腐各适量，水淀粉少许。

步骤 | 1. 西蓝花洗净，掰成小朵，焯水断生，捞出切丁；豆腐洗净，切小块。

2. 不粘锅倒油烧热，放入瘦肉末炒至颜色发白，盛出。

3. 汤锅烧水，水开后加入豆腐块、西蓝花和煸炒过的瘦肉末，再次沸腾后，加水淀粉至汤汁浓稠即可。

【呕吐】

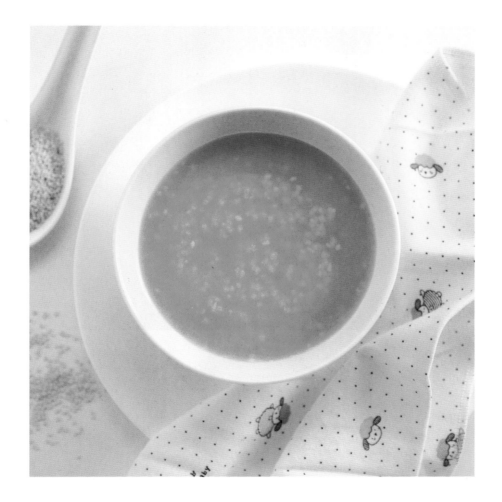

小米粥

适合 ｜ 半岁 ~ 3岁

食材 ｜ 小米适量。

步骤 ｜ 1. 小米洗净备用。

2. 锅内加适量水煮沸，加入小米，大火煮沸后转小火煮15分钟左右即可。

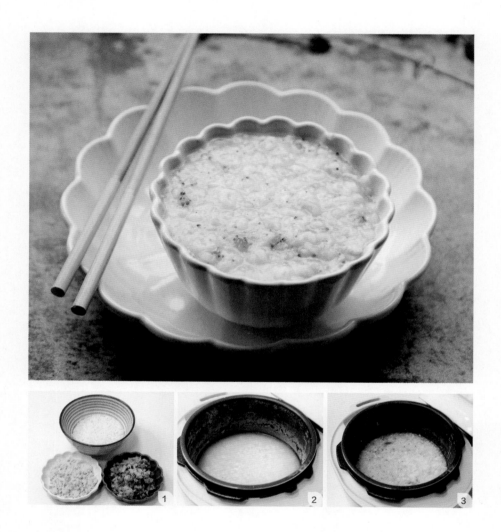

西蓝花蛋黄粥

适合 | 3~6岁

食材 | 西蓝花40克，熟蛋黄1个，大米30克，盐适量。

步骤 | 1. 大米洗净；西蓝花洗净，焯水后切碎；熟蛋黄碾碎。

2. 锅内倒入适量水煮开，加入大米，水开后转小火煮至大米软烂。

3. 大米粥煮好后，加入西蓝花碎、蛋黄碎，加少量盐，搅拌均匀即可。

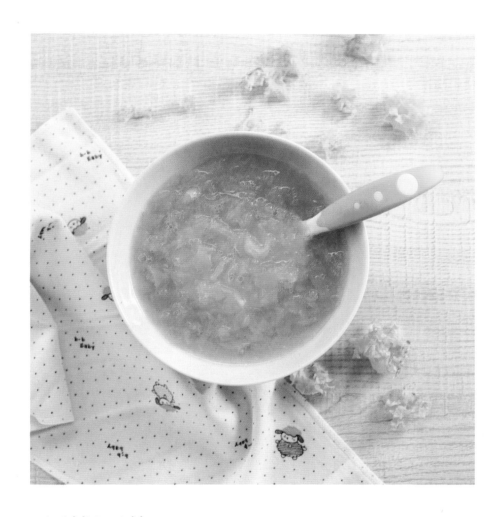

雪梨银耳羹

适合 │ 半岁~3岁

食材 │ 雪梨2个，干银耳5克，枸杞子、冰糖各适量（1岁以内不加冰糖）。

步骤 │ 1. 银耳用温水泡发，剪小朵；雪梨洗净，去皮，切小块；枸杞子洗净备用。

2. 银耳、雪梨一起入锅内，加适量水，大火烧开后转小火炖煮30分钟直到出胶。

3. 出锅前加入枸杞子和冰糖，搅拌均匀即可。

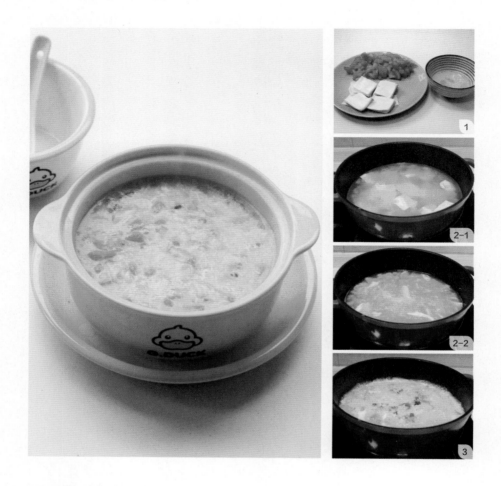

番茄鸡蛋面片汤

适合 | 3~6岁

食材 | 番茄、鸡蛋各1个，馄饨皮10~20张，酱油、葱花、盐、香油各适量。

步骤 | 1. 番茄洗净，去皮后切小块；鸡蛋打散；馄饨皮一切四片备用。

2. 锅内倒入适量食用油，加入番茄块煸炒出汁，加入酱油、适量开水，煮开后一片一片下入面片。

3. 待面片煮软后，加入鸡蛋液搅拌均匀，调入盐、葱花、香油即可。

【缺铁性贫血】

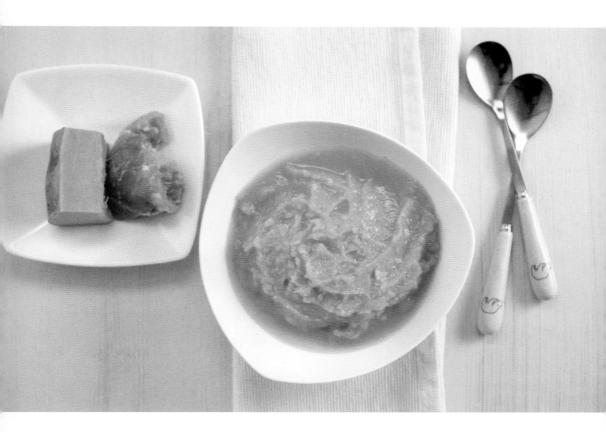

猪肉南瓜泥

适合 | 半岁~3岁

食材 | 猪肉、南瓜各适量。

步骤 | 1. 猪肉洗净，切丁；南瓜洗净，去皮后切块。

2. 将肉丁、南瓜块放料理机中，加适量水搅打成泥，取出后蒸10
分钟即可。

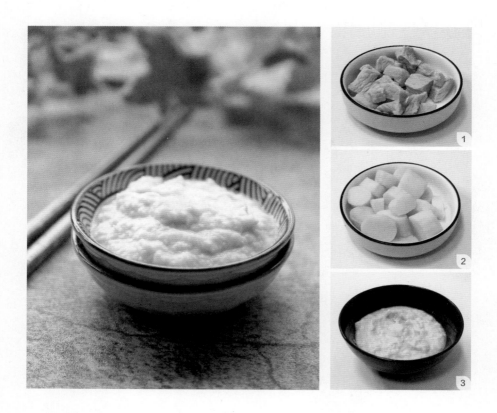

山药羊肉泥

适合 | 半岁～3岁

食材 | 山药、羊腿肉各50克，姜片5克。

步骤 | 1. 羊腿肉洗净，切小块，与姜片一起放入汤锅彻底煮熟。

2. 山药洗净，去皮，放入蒸锅蒸熟，取出，切段。

3. 将羊肉块、山药段一起放入料理机，加入适量水打成泥即可。

| 小贴士 |

1. 羊肉脂肪含量较多，建议选择脂肪含量较少的羊腿肉。

2. 有些人削山药皮时会皮肤瘙痒，也可以将山药连皮蒸熟后再去皮，可避免皮肤瘙痒。

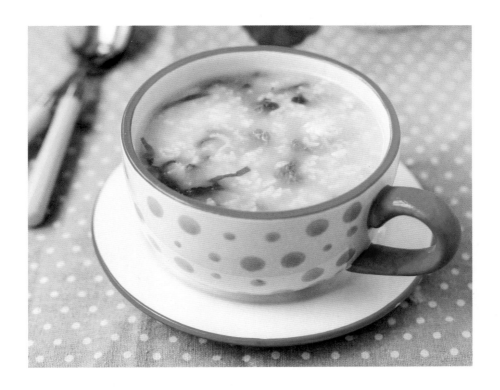

菠菜猪肝蛋黄粥

适合 │ 半岁～3岁

食材 │ 白粥、菠菜、猪肝各适量，鸡蛋1个。

步骤 │ 1. 菠菜洗净，焯水，切碎；鸡蛋煮熟后取蛋黄，将蛋黄碾碎备用。

2. 猪肝洗净，切薄片，略浸泡，煮熟后用料理棒打成泥。

3. 将白粥加热（如果不赶时间可以现熬），加入菠菜碎、猪肝泥、蛋黄碎，再次煮沸即可。

──│ 小贴士 │──

1. 猪肝虽然是猪的解毒器官，但并不代表有毒，千万不要因噎废食。

2. 菠菜焯水可以去除涩味，也可以去除影响铁吸收的草酸。

3. 以上适合半岁～3岁的菜谱，1岁后可以按需加少量食盐调味。

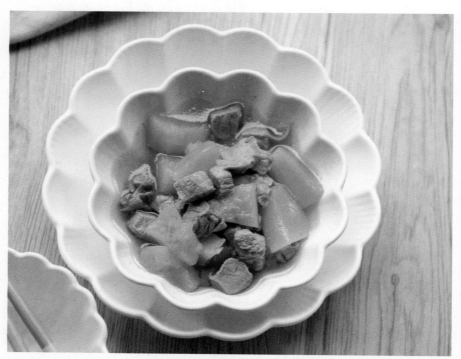

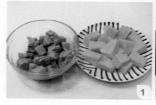
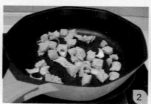
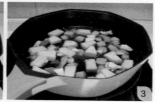

牛肉炖南瓜

适合 | 3~6岁

食材 | 牛肉、南瓜各适量，葱花、姜片各少许，盐适量。

步骤 | 1. 牛肉洗净，切小块，下入凉水锅焯出血沫，捞出备用；南瓜洗净，去皮，切块。

2. 锅中倒油烧热，放入牛肉块，加入葱花、姜片炒至牛肉变色。

3. 加入南瓜块、适量清水，中小火炖40分钟左右，出锅前撒适量盐。

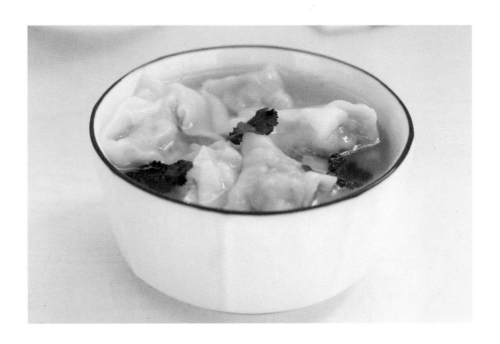

牛肉小馄饨

适合 | 3~6岁

食材 | 牛肉馅300克，鸡蛋1个，小馄饨皮50张，姜片、紫菜、葱花、香菜段、盐各适量。

步骤 | 1. 鸡蛋磕开，分离蛋黄和蛋清，将蛋黄打散后加入等量水，摊成蛋饼，切丝备用。

2. 将牛肉馅、姜片、鸡蛋清、适量水放入料理机内，搅成泥状即为馅料。

3. 小馄饨皮包入馅料制成小馄饨。

4. 锅中倒水，放入小馄饨，水开后再煮2分钟即可捞出。

5. 汤碗中放入紫菜和葱花，冲入沸水，放入小馄饨和蛋饼丝、香菜段，撒适量盐即可。

| 小贴士 |

如果觉得牛肉腥味较重，可以滴几滴柠檬汁去腥。

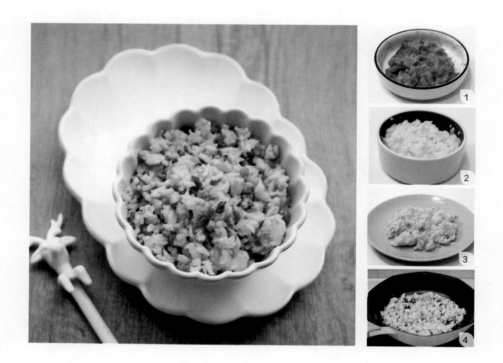

牛肉末洋葱蛋炒饭

适合 | 3~6岁

食材 | 鸡蛋1个，牛肉70克，洋葱50克，熟米饭适量，淀粉、蚝油、生
抽各少许。

步骤 | 1. 牛肉洗净，切末，加淀粉、食用油、蚝油、生抽适量，搅拌均
匀，腌制10分钟左右。

2. 熟米饭中加鸡蛋，搅拌均匀备用；洋葱洗净，切丁。

3. 热锅倒油，倒入米饭，炒好盛出。

4. 另起锅，将洋葱丁炒出香味，加入牛肉末炒至变色，再加入
炒好的米饭翻炒均匀即可。

| 小贴士 |

还可以加玉米粒、豌豆粒、黄瓜丁、胡萝卜丁，做成牛肉时蔬蛋炒饭。

好父母养成记——
弄懂这些育儿困惑

Part 12

1 如何保证宝宝的进食安全

身为家长，要保证孩子的进食安全，尽可能减少进食过程中的意外发生。预防和急救知识是每个家长都应该学习的。

预防气管吸入异物

对于孩子来说，气管吸入异物比成人更容易发生，且危险性更大。家长遇到这种突发情况，容易手足无措，慌乱之下错过最佳的急救时机。所以，提前知道如何预防和急救很重要！

1 避开高风险食物

对4岁内的孩子来说，坚硬和圆形的食物都是非常危险的，一定要避开，包括但不限于：圆的硬糖和其他整颗的糖果、大肉块、整颗的葡萄、葡萄干、大的苹果块、整颗的坚果、爆米花、小番茄等。

《中国居民膳食指南（2022）》也特别增加了关于"婴幼儿进食安全"的相关内容。当婴幼儿开始尝试普通食物时，因大块食物哽噎而导致的意外会有所增加。整粒花生、腰果等坚果，婴幼儿无法咬碎且容易呛入气管，禁止食用；果冻等凝胶状食物不慎吸入气管后不易取出，也不适合2岁内的婴幼儿。

总结　高弹性或润滑性或二者兼有的坚硬、圆形的食物具有很大的异物吸入风险。

② 专心吃东西

专心吃东西是良好的饮食习惯，要避免吃东西时玩耍、说话、笑、跑、跳等。即使是大孩子，在吃一些材质较硬、体积较大的食物时，也要细嚼慢咽，安静地吃。

③ 检查居家环境的危险因素

除食物以外，生活中的其他小物品同样也有误食风险，比如小型吸铁石、纽扣等。有些年幼的孩子拿到这些小物件后会放到嘴里，一旦不小心误吞或误吸，可能会导致严重后果，因此一定要将小物件放在孩子够不到的地方。

以下物品应引起警惕：

- 弹珠、小橡胶球和乳胶气球，吸入这些物品可能是致命的。乳胶气球是儿童致命窒息事件的主要非食物因素。
- 硬币和其他小物品不应该用作奖励给孩子。
- 避免带有过多小零件的玩具，并将其他小型家居用品放在孩子接触不到的地方。
- 注意年龄较大孩子的行为，他们可能会给年幼的弟妹提供危险物品。

学会海姆立克急救法

海姆立克急救法的主要原理是：将横膈膜往上快速挤压，使肺内空气往上冲而将异物排出。

需要说明的是，一定要请人及时帮忙拨打120。

1. 1岁内婴儿：拍背压胸急救法

① "拍背法"5次：将婴儿面朝下放置在施救者手臂上，手臂紧贴婴儿前胸，同时支撑着婴儿头部和颈部。注意不要挡住嘴巴，也不要扭到脖子；婴儿的头部应该略低于胸部。用手掌根部在婴儿背部和两肩胛骨之间拍击5次，力量不要太大，但要干脆利落。

② "胸压法"5次：让婴儿面朝上，躺在施救者的大腿上，头略低于身子。用大腿支撑好婴儿头部。抢救者用两手的中指或食指放在婴儿胸骨中央、胸廓下和脐上的腹部（乳头下或乳头下方一指的位置），快速向下重击压迫5次。力量应该能将胸部下压至三分之一到二分之一的深度。

③ 重复循环：拍背5次和压胸5次为一个循环，不断重复直到排出阻塞物或能取出阻塞物为止。

④ 清理气管后，时刻监控婴儿的状态。

总结

拨打120，拍背5次，胸压5次，重复直到异物清除。

2. 1岁以上儿童及成人：海姆立克急救法（腹部冲击法）

找人拨打120，自己先采取急救措施。首先确认孩子清醒有意识，但不能发声或呼吸。注意不要在孩子用力咳嗽或哭泣时用急救法。如果孩子失去意识或呼吸暂停，要停止施救动作，给予心脏复苏，紧急情况下及时就医。

① 背后环抱：让窒息者呈站立位，施救者站在窒息者背后，紧贴背部，把手放在窒息者的剑突与肚脐之间的腹部，也就是肚脐上两横指处。

② 施救者用优势手，大拇指收在拳头里，将拳头放在窒息者肚脐之上胸骨之下。另一只手紧握优势手，要保证大拇指远离窒息者，

避免损伤。

③ 快速冲击腹部：快速、有力地向后上方冲击腹部，重复上述动作，直到异物排出。

④ 一旦异物咳出，大多数人可以恢复呼吸，但保险起见仍然建议去医院检查，以免操作不当引起风险。

总结

"剪刀石头布"

● "剪刀"是指肚脐上方两横指的距离。

● "石头"是指一手握拳。

● "布"是指另一手包裹着拳头。

向上！向内！快速用力！

3. 对自己的海姆立克急救法

如果自己吃东西卡住了，而且身边没有其他人，那一定要学会自救！

首先，试着咳出来，使劲咳！如果咳不出来，并感到呼吸困难，立刻开始实施急救。

① 用你最有力的手握拳，放到肚脐和胸腔之间的腹部。另一只手抓住握拳的那只手。按住之后，向上推，重复多次。

② 找一个足够高的固定物体，椅子、桌子、案台都是合适的选择。你弯腰之后可以将腹部抵在上面。

③ 重复上面的步骤，直到异物排出。

握拳，按压，借助固定物。

总结

2 食品被重金属污染了怎么办

我们经常听说食物重金属污染，比如被镉污染的大米，在日本引起"痛痛病"；因为甲基汞污染引起的水俣病等。生活中该如何避免重金属污染呢？

我们平时所说的重金属，指的是相对原子质量大于55的金属，约有45种。讨论得最多且对人体有害的重金属有铅（Pb）、镉（Cd）、汞（Hg）、铬（Cr）。

哪些食物容易含有重金属

谷物、蔬菜

土壤对重金属有很强的富集和迁移作用，农作物在生长过程中从泥土中吸收了营养，同样也吸收了重金属，导致重金属含量超标。农作物不同部位富集重金属的程度不同，含量由高到低为：根＞茎＞叶＞果。水果中重金属污染的可能性较低；蔬菜中铅、镉污染状况普遍存在；大米对铅、镉的富集比较强，容易出现含镉量超标，成为"镉大米"。

鱼虾、贝类容易从周围的水域中富集重金属镉、汞，特别是头、内脏、膏黄，所以尽量少吃这些部位。

水产品

如何减少重金属摄入风险

重金属的危害不是立刻显现的，它们会在体内蓄积，智力低下、行为异常、孤独症、注意缺陷多动症等问题都与重金属蓄积有一定关系。长期曝露于重金属污染，还会增加癌症风险。

不过也不用过于担心，目前我国《食品安全国家标准　食品中污染物限量》（GB2762—2022）中规定了重金属总含量的限量值。只要污染物浓度不超标，就不会对食用者的健康带来危害。只有长期大量摄入高含量的重金属食物，才会引起中毒。

1　限制高风险的食物

大米、红薯、胡萝卜都是容易被重金属污染的高风险食物，减少此类食物的摄入，可以降低孩子接触重金属的风险。

因为水稻对砷的富集能力高于其他作物，所以米类制品中的无机砷含量较高。因此，适当增加粗粮杂豆的摄入，降低大米的食用频率，既能丰富孩子的主食来源，也有助于减少重金属中毒风险。

2　少吃包装零食

少吃包装化零食，如米饼、磨牙饼干等以大米为原料的食品，避免膨化食品、饼干、巧克力糖果、油炸食品。因为这些零食的铅含量容易超标。

3　选择合适的鱼

有些鱼的甲基汞含量很高，尤其是大型肉食性鱼类。美国食品药品监督管理局建议孕妇和幼儿要避免4类汞含量高的鱼：方头鱼、鲨鱼、剑鱼、国王鲭。另外，旗鱼、大眼金枪鱼的汞含量也较高，不推荐长期大量食用。

对孩子比较友好的鱼类有鲱鱼、凤尾鱼、三文鱼、沙丁鱼、鲳鱼等，其汞含量低。

3 如何看待生活中的塑料制品

孩子在日常生活中不免会接触到塑料：喝奶的奶瓶、吃辅食的塑料碗、加热的保鲜膜、切菜的塑料砧板……不同塑料适用的场景和温度各不相同，如果不了解相关基础知识，可能会选到有毒产品。

知识加油站　　不同的塑料制品底部都会有一个三角小编号，这代表了它的塑料类型。不同数字的塑料材质，能装的东西也是不一样的，错误使用会产生有害物质，导致健康风险。

常见塑料编号及适用场景

编号	材质	使用场景	特点	注意事项
1	PET 聚对苯二甲酸乙二醇酯	矿泉水瓶、饮料瓶；油桶、酱油瓶；日化用品容器	● 常温下对油脂、有机溶剂等稳定	≤70℃
2	HDPE 高密度聚乙烯	塑料袋；白色饮料瓶；日化用品比如牙膏管、洗衣液桶；白色药罐	● 强度高 ● 常温下对油脂稳定	≤110℃
3	PVC 聚氯乙烯	商用保鲜膜	● 只能接触低温下油腻的食材 ● 强度低	避光、避热
4	LDPE 低密度聚乙烯	塑料袋比如早点包装袋	● 强度低 ● 常温下对油脂稳定	≤110℃
5	PP 聚丙烯	塑料打包盒	● 可重复使用 ● 耐热性好 ● 可微波 ● 常温下稳定	避免长时间加热；低温下易裂，别放冷冻室
6	PS 聚苯乙烯	发泡餐盒	● 常温下稳定	≤80℃
7	PC 聚碳酸酯和其他	药罐、水壶、水杯、奶瓶（淘汰）	● 耐高温、耐酸、耐盐、耐油 ● 耐温度范围广 −130～140℃	表面容易产生划痕，高温容易释放双酚A

生活中孩子常接触的塑料制品

奶瓶

目前市面上的塑料奶瓶，绝大部分是PPSU材质，也有部分是PA（聚酰胺）、PES（聚醚砜树脂）和PP。

PPSU中文名叫聚亚苯基砜树脂，是目前塑料材质里最适合接触食品用的材料，也是塑料奶瓶的首选材料，且不含塑化剂，可以放心使用。PPSU具有耐热氧化、耐离子辐射、耐热特性。PP材质的奶瓶曾经是主流奶瓶，目前很多一次性奶瓶、储奶瓶用的还是PP材质，但其耐用性不如PPSU，易氧化，不易清洗，不太推荐。

保鲜膜

近年来有不少新闻报道称，不合格的保鲜膜可能会致癌。虽然目前没有保鲜膜能致癌的直接证据，但保鲜膜中的塑化剂可能会对内分泌造成干扰，影响生殖系统。

保鲜膜的材料主要有PVC、PE和PVDC三大类。有些保鲜膜在生产过程中会添加塑化剂，需要警惕。

保鲜膜材质对比

材料	耐热性	能否接触油脂	价格	能否蒸汽/微波炉加热	家用推荐
PVC 聚氯乙烯	110℃	不能	低廉	不能 加热会释放塑化剂	不推荐
PE 聚乙烯	110℃	能（不建议）	普通	能 需注意是否有"可微波"字样	推荐
PVDC 聚偏二氯乙烯	140℃	能（不建议）	贵	能	推荐

PVC，即聚氯乙烯，是最早被用来包装食物的保鲜膜。其价格低廉，但添加有塑化剂，安全性较差，不能加热，不能接触带油脂的食物，不适合家用。

PE，即聚乙烯，是目前家用保鲜膜的主流材质。不同于PVC，PE未添加塑化剂，比较安全。PE保鲜膜常温下无毒，化学性质稳定，最高可耐热110℃，但加热到一定温度后容易变形。

PVDC，即聚偏二氯乙烯，是目前保鲜膜里价格最贵的产品。其阻氧阻异味效果好，耐热。但有可能添加塑化剂，应避免直接接触食物并加热。

塑料餐具

目前很多外卖餐盒或是大部分家用塑料餐具材质都是PP。需要注意的是，PP材质虽然耐热性不错，但如果长时间加热富含油脂的食物，可能会引起安全问题。另外，PP材质耐用性较差，多次清洁后可能会有磨损或氧化，容易变色、有异味，应注意更换。

塑料杯

塑料杯也是常见的生活用品，比如给孩子买的吸管杯、随行杯。跟其他塑料制品一样，它们的底部也会有数字标识，水杯常见的编号是5号（PP）和7号（PC）。目前，还有一些其他塑料材质并没有用数字标示，比如Tritan。

PC材质含有双酚A，装冷水是安全的，但在高温下会释放双酚A。

Tritan不属于编号01～07塑料，平时用来装冷水、热水都没问题，但建议水温不要超过100℃。相比PP而言，Tritan更耐磨、更轻巧、不易摔坏。

当然，最好减少塑料制品的使用，既能减少塑化剂的风险，也对环境友好，在家可以给孩子用陶瓷杯、玻璃杯。

知识加油站

• PPSU和Tritan相对PP来说是更好的选择。

• 塑料制品通常磨损严重，要及时更换。

• 如果习惯煮沸高温消毒，推荐首选PPSU材质。

• 底部没有任何标示的塑料水杯，赶紧扔掉！

4

不粘锅涂层有毒吗？
可以用来做辅食吗

对于厨房菜鸟级爸妈，如果打算跟着教程做辅食，那么有涂层的不粘锅绝对是好帮手。

不粘锅之所以不粘，是因为在锅子内壁涂了一层防粘材料，特氟龙是最常被用到的材料。这类材料表面张力极小，摩擦系数很低，因此具有极佳的润滑性能。

特氟龙涂层

很多人担心特氟龙有毒，其实只要购买的产品不含PFOA（全氟辛酸），基本还是安全的。PFOA是不粘锅生产过程中使用的一种加工助剂，有报道称，这种物质可致癌，并与出生缺陷有关，市面上合格的不粘锅几乎都不含PFOA。

不粘锅的涂层只有在一种情况下会对人体有害，那就是使用不当。比如长时间空锅加热，当温度超过涂层的最高耐受温度时，涂层会分解产生有毒气体。但即使煎炸这种高温烹调方式（一般250℃左右），也远达不到让涂层分解的温度。

陶瓷涂层

除了特氟龙涂层外，陶瓷涂层也很常见，一般为白色或浅色。陶瓷涂层比特氟龙更耐高温，但耐磨性和不粘性能不及特氟龙，所以陶瓷涂层不粘锅的使用寿命通常都比较短。

不粘锅选择及使用注意事项

❶ 购买时多留意不粘锅的使用温度，结合日常烹调的油温判断是否适合自己。

❷ 尽量使用硅胶铲，可以延长不粘锅的使用寿命。

❸ 所有的涂层不粘锅都不适合长时间空锅加热，同时建议中小火烹调。

❹ 使用时避免骤冷骤热，冷热温差容易使涂层脱落。因此，烹调后不要立刻浇冷水，等锅彻底冷却后再清洗。

❺ 涂层的耐用性取决于涂层的厚度。耐用的涂层通常会喷涂多次，有些还会加入耐磨的材质以提高涂层的耐用性。好的涂层会在普通涂层的基础上添加特殊抗磨粒子、使用多层涂敷技术，涂层的厚度也会增加。

❻ 不粘锅涂层掉落后应马上丢弃。只要不粘锅涂层开始剥落，其不粘性能会越来越差，影响使用。